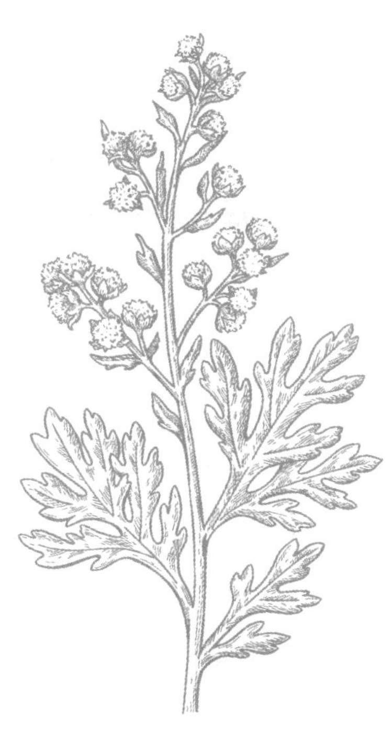

采艾编

清·叶广祚 编著

易明广 王海岩 整理

人民卫生出版社

·北 京·

图书在版编目（CIP）数据
采艾编 /（清）叶广祚编著；易明广，王海岩整理 . 北京 ：人民卫生出版社，2025. 5. -- ISBN 978-7-117-37946-5
Ⅰ . R245. 81
中国国家版本馆 CIP 数据核字第 20256V8R53 号

采艾编
Cai Ai Bian

编　　著：清· 叶广祚
整　　理：易明广　王海岩
出版发行：人民卫生出版社（中继线 010-59780011）
地　　址：北京市朝阳区潘家园南里 19 号
邮　　编：100021
E - mail：pmph @ pmph.com
购书热线：010-59787592　010-59787584　010-65264830
印　　刷：北京顶佳世纪印刷有限公司
经　　销：新华书店
开　　本：889 × 1194　1/32　　印张：7
字　　数：157 千字
版　　次：2025 年 5 月第 1 版
印　　次：2025 年 7 月第 1 次印刷
标准书号：ISBN 978-7-117-37946-5
定　　价：48.00 元
打击盗版举报电话：010-59787491　E-mail：WQ @ pmph.com
质量问题联系电话：010-59787234　E-mail：zhiliang @ pmph.com
数字融合服务电话：4001118166　E-mail：zengzhi @ pmph.com

前　言

在中华文明赓续绵延的历史长河中，中医药为解除百姓疾苦，发展出了各种各样的治疗方法，为中华民族的繁衍生息、发展壮大和文明赓续铸就了坚实的健康基石。

在众多的中医治疗方法中，艾灸疗法是最古老的疗法之一，甚至要早于方药和针刺。而在现存的中医典籍中，方药的典籍浩如烟海，比比皆是，针灸典籍亦不少见，但多以针刺内容为主，艾灸内容少之又少，艾灸专著更是凤毛麟角。

在为数不多的艾灸专著中，清代叶广祚的《采艾编》是较为全面的一本。

一、编著者叶广祚家世及生平

《采艾编》由清代针灸家叶广祚所作。叶广祚，字绪维，别字畇倩，晚年隐居茶山，人号之曰茶山先生，岭南新兴(今广东省云浮市新兴县)人。推测生于1602年，卒于1678年。《叶氏族谱》记载："十五世广祚，字绪维，别字畇倩，晚年隐居茶山，号曰茶山先生，弘光元年岁贡，公好学能文，尤精针灸之术"，其著作有《诗参》《史参》《荔谱参》《采艾编》《茶山月令》等，尤以《采艾编》影响甚广，此书是其父叶澄泉在南京颖川任知事、同知时得异人传授灸法，后广祚公承此医术，并博涉医书而集成《采艾编》。《采艾编》四卷于康熙七年(1668年),由叶广祚编著成。

二、《采艾编》的主要内容

《采艾编》以经络、脏腑辨证为主,灸治内、外、妇、儿、五官科各种疾病。全书共四卷,首卷为汇引、条例、经脉、采艾考及收录明代医家宁一玉的《析骨分经》等;一卷为十二经穴的释名、主治及诊法;二卷为65类内科与五官科5类病症的灸法;三卷为小儿科、妇科和外科病症的灸法。《采艾编》的灸法学说是在继承《内经》《难经》《伤寒论》及葛洪、孙思邈、朱丹溪、王惟一、王执中、李梴、杨继洲等前贤有关灸法理论与治疗学术思想的基础上,经自己的反复医疗实践验证而形成的。因此他的学说是理论与实践结合的产物,有较高的实用性,既丰富与发展了灸法治疗学的理论,也对后世产生深远的影响。

三、《采艾编》的编刊及版本

此书目前只有中华医学会上海分会图书馆藏清刻本、上海中医药大学图书馆藏清康熙七年刻本以及台北图书馆藏嘉庆年间旧抄本。而上海中医药大学图书馆藏清康熙七年刻本为中华医学会上海分会图书馆所藏刻本之翻刻本,故现存实际上只有两个版本。查阅相关资料并进行对照,发现台湾抄本与上海中医药大学图书馆藏版本在编排上不一致,台湾抄本共342页,而康熙七年刻本共411页,但内容大致相同,台湾抄本有部分为读者加的批注,前面缺序和版本信息。

由于这些藏本仅供馆内查阅,该书的研究受到限制。

本次整理是参照云浮市政协文化史和民族宗教委印制的台北图书馆藏嘉庆年间旧抄本的影印本。

四、《采艾编》的学术成就

《采艾编》作为明清灸法的代表作被写入教科书，如孙国杰主编的六版《针灸学》教材和徐恒泽主编的世纪课程教材《针灸学》。

《采艾编》主要学术成就：①善用灸法。②热证用灸，认为热证用灸有功散表热、清泻内热、补气回阳的作用。其机理是以热引热、开辟门户、引邪外出、温通行散、消痞散结、灸法扶阳、阳生阴长。热证用灸多取任脉、太阳、阳明经穴，多取头部、手足、背部穴。③岭南特色为用灸轻清，擅用五腧，同病异治，病因多湿，病性多阳。

五、《采艾编》的整理说明

1. 本次整理主要依据云浮市政协文化史和民族宗教委印制的台北图书馆藏嘉庆年间旧抄本的影印本。该影印本较好地保存了原抄本的面貌，为整理工作提供了可靠的底本。

2. 本次整理综合运用多种传统校勘方法：本校法，如据目录与正文标题的对应关系，补正部分脱漏条目；他校法，广泛参校与《采艾编》相关的历代文献，通过比对异文，校正底本中传抄之误，如某穴名“肩髎”误作“肩廖”，据《针灸大成》所引订正；理校法，在缺乏直接文献依据时，结合医学原理、训诂学及历史语境进行逻辑推勘，如某症“脉象沉紧”原作“沉坚”，据《内经》脉学术语体系及明清医籍用字习惯改;凡理校之处皆出校记说明,未妄改原文。

3. 整理原文,原则上不进行校记和注释,旨在使读者在研习之中渐得旨趣,体味真谛。对于本书难以理解的字、词,以及医理难明的句、段均参考各家意见,根据我们的理解,部分进行了脚注。对其中查无出处或隐晦难懂之处,未作强解。

4. 原书的繁体字均改为标准简化字,原文中俗体字、异体字、避讳字予以径改,不作校注。对古今字,凡能明确其含义者,均以今字律齐。对一些不明确义者,则保持原文字。因原稿残缺、污损、字迹漫漶等原因导致无法辨识的文字,均以"□"表示,每字占1格。

5. 明显由于抄写、刊刻出现的错误直接改正。

6. 对原书中的注文,以仿宋字体格式,以示区别。

7. 疑似为后人注释的文字,以楷体字格式,以示区别。

8. 对于原文穴位后面标注的主治,字体均小一号。

9. 对于原书中插图,均按底本原图重摹,文字则改为印刷体。

10. 对于原书中的脱文,不清楚具体字数未补充部分予以"……"标注,确定脱文数量的,予以相应数量的"*"标注,已查找到相关文献的脱文部分予以补充,不作校注。

11. 原文中提到的书籍名称,都加上书名号。

12. 凡原文中标示文字位置的"右""左",一律改为"上""下",不出校记。

参考文献

[1] 黄迎春,何扬子.试谈《采艾编》灸法的作用和适应证[C]//广东省针灸学会.广东省针灸学会第十二次学术研讨会暨全国脑

卒中及脊柱相关性疾病非药物诊疗技术培训班论文集．暨南大学附属第一医院,2011:347-348.

［2］ 孙国杰．针灸学［M］．上海:上海科学技术出版社,1997:152.

［3］ 徐恒泽．针灸学［M］．北京:人民卫生出版社,2002:209.

［4］ 黄迎春．岭南灸法古籍《采艾编》的学术思想整理研究［D］．广州:暨南大学,2011.

［5］ 黄迎春,周睿,李禾,等．《采艾编》与《采艾编翼》作者及两书相关性探讨［J］．江苏中医药,2011,43(03):74-75.

［6］ 周睿,李禾,何扬子．《采艾编》与《采艾编翼》作者版本考据［J］．广州:广州中医药大学学报,2010,27(03):307-309.

［7］ 周睿，李禾，何扬子．《采艾编》学术思想初探［C］// 中华中医药学会医史文献分会．全国医史文献学科建设发展创新研讨会论文集．广州中医药大学,暨南大学附属第一医院,2010:210-214.

［8］ 周睿．岭南灸法古籍《采艾编》与《采艾编翼》整理及相关研究［D］．广州:广州中医药大学,2010.

采艾编总目

首卷

一卷

二卷

三　卷

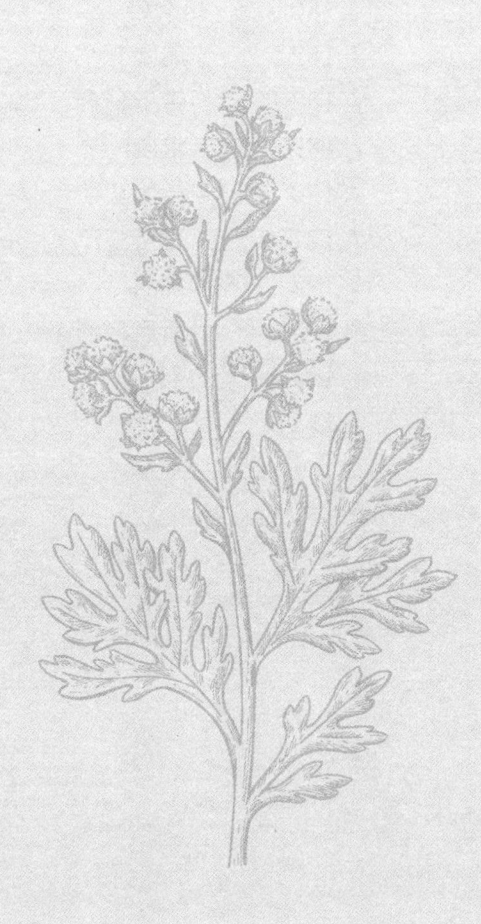

首　卷

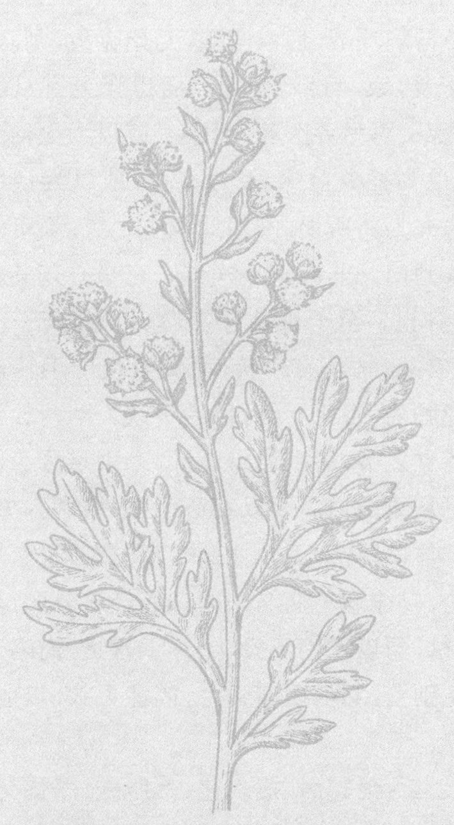

采艾编

汇引

此艺为贵介所鄙，童稚所畏，女妇所难。恒时厌而不用，及医不能愈，病患已剧，本人不知人事，床席秽恶，不得已乃相召。如大人则尚可以商量，幼童则症候已甚，妇流则嫌疑束缩，而本人则呻吟苦楚，有宁病不灸之色，童子则骂詈拒避，女流则闪缩畏羞，而亲属又姑惜不断。为掌火者，非悔其来之差，则顺其意之所适，多者少之，要者省之。吾祖云：自爱不惜痛，惜痛不自爱，此为病者及其亲属之人言之也。济人不贬法，伸法始济人，此为掌火者言之也。又有说焉，火行必与病攻战，症候辛艰，乃始克敌，则轻病抑或一日已，周乃平复，或二日乃奏功。而贵介之家，以为暝眩不耐，时刻难捱，又思另寻医药，而医家或以为火治无功，需药调停。一则以为枉灸益深，及今宜药，或以为误用下策，此乃回天；至病人为药所误，则曰此灸先之灾，不可活也；或病人得药而愈，则曰此非药则不挽也。有平心知其意者，亦曰此两行而有济也。至于论功行赏，知为火、药平施者，亦谓医家诊视有常礼，拈药有料价，而灸者仅一炬焦肉，待为下客，又或疮疤肿痛，咨怨骂笑，以为美谈。两两较量，医家一诊即回，省侍立之劳，暑则通身一汗，寒则足冷身颤，劳逸殊悬，万万不可从事此道。要以存心爱物，自利为先。重于己以自持，慎于往以博济，而凡业此者，又宜博习医书，疏明脉理，资其高论，以兼通于病名病因。而经络分明，症治得当，勿以人为尝试，勿以术为泛投，勿详于富贵，而略于贫贱，贫贱之人，心无别营，笃信而谨调之，尚能见效，以成我广惠之本心易易也。

凡灸火之后，慎起居、戒房色、禁肥腻、平恼怒、慎药饵，或待一日而乃饮食，或迟二日而乃食咸蛋酱瓜，或至三五日乃食精肉之汤，或待六七日乃食饭及鱼菜。一一听信，始能度其余病，若何痊愈，若何而加火，或息兵不用。其或姑息而恐其饥瘦，或性饕而急思杂食，或多欲而隐有房劳，或喜欣而多言妄动，冒寒冲暑，揭被卸衫，恣饮婪食，营田问舍，种种不慎，以触六淫，以逆七情，废前功而失后效。且如劳伤等病，调治需年，血气之慜，平复计月，淡食节欲，又非旬日为期。此在病者，莫之或知；而在治病者，要先审定而后从事可也。若乃贫苦之人，宁耐不久，亦宜谕令谨慎，太劳太饥，以次习试；而童幼则责在父母；襁褓则戒在乳媪。皆业术者，当为预防云。

余尝偶占一联：火攻虽出下策，勿药窃比中医。当海上扁舟，山中蓬户，道周逆旅，固云无药可调。且风寒暴戾，痈疽骤发，迟之顷刻，舛错决裂，囊中陈草，亦时为帝。

治病先识病名，遇物能名者，心知其意也，审所由来，正其号以匡救之。得之望闻问，已洞然于中，乃参以诊法，约而鲜失。否则徒施炮烙，岂不贻笑大方哉？著百病缘起于前，准诸药之按经补泻，而代以火攻，其功与徙薪曲突正相等耳。每见方脉于危笃之症，间以艾炷济之，曰舍此无策。是谓焦头烂额，又参客坐矣！虽然三年之艾，亦犹行古之道也。

诸书论身为小天地，五行五常、五运六气、四时八脉及三部九候、七表八里。同异互角，譬诸屠龙。真实作用存乎易简。《医鉴》一书，可谓节约，犹惧其剖析几微，难于措手。夫用药之方，至十余种，或二三十种，犹之壮数，多见其窾綮也。随病立方，不泥一辙，今栉比如下，图上之骥，云中之扇也，悟者当自得之。

用艾如用药。谁其信之？火以气行，热症从其类而发越，寒气夺其势而匡扶，湿气疏其滞而渗泄，暑气平其甚而安和。且如肾病足疾，药力难到之地，可以直捣；积瘤夙疴，攻治既穷之余，可以力祛。此皆有予夺扩清之成算也。至如艾炷补泻之术，以言乎内功，则夫妇兄弟君臣母子，俱有调停安戢之略；以言乎壮数，则自上而下，以少领多，围师必缺，俱有扼要出奇之计；以言乎灼艾，则先泄后补，先补后泻，先本后标，俱有温凉迟速之用；以言乎尺寸，则节有疏密，体有立卧，络有邪正，俱有迟回审固之方；以言乎权变，则昏偃勿动，暴仆勿惊，危笃勿怖，俱有扶危持颠之理。昔雷公问于黄帝，告以三百六十五穴，分十二经。而治病之法，陷则灸之。至于盛则用泄，虚则用补，热则用疾，寒则用迟，此针法也。若代以灸，则补留为灸之正法，疾寒为权法，疾者小炷而急去之，泻者半炷而中剔之。丹溪云，补火至肉，泻不至肉，即除之，用口吹风至散。徐春甫云，虚者灸之，籍火气以助元阳也；实者灸之，使实邪从火气而发散也；寒者灸之，使其气复充也；热者灸之，以类相从，疏郁热之气外发，火就燥之意也。况乃补母泻子，至理存焉。概以火攻，等于炮烙，亦未见上古圣人、前民之意也。

中风、中寒，此可立苏，胜于通关回阳之剂。伤寒不论久近，灸之可防传变。以致暑湿诸疾、眼科、外科、童妇科，咸有成法。至疮科，则分野宜辨、积渐宜审、早暮宜酌，凡皆不可为典要也。

风寒诸症，自肌肤而腠理、而腑脏，辨之于早，治其阳分。如手足皆矮，皆可发散，或预治腹里，亦可防其躝入，此亦稳便之法。至头有病而足取之，左有病而右取之，不泥一辙。若每有危急，便将头面丛灸，阳气一线，如余烬上焚，灶中暖气遂尽。至如四肢通则腹背遂，元阳壮则肢体安；又如老少不同治，忧乐不同感，贵贱不同养，南北不同禀，冬夏不同候，深浅不同症，攻之和之，抑之扬之，顺之夺之，急之缓之，补之泻之，得之于心，寓之于艺。

世之业医者，未可庄语，要各行其所见尔矣。近刻医书，惟《医鉴》脉症详要，门类剖析，兹灸治因其序，次于本症，参合发明附载。所用灸穴，切当者以少治多，交持者以彼击此，要害者以逸代劳。近足难以穿履，当面羞于痕靥。脊髀骨窍，难于卧转。女子石门之刺，有妊阴交之泻，取风池妨近于哑门，灸合阳以避乎委中，蒸神阙以代乎气海，可以类推。至如经络同，而举一可以连三；腑脏合，而居阳可以治阴；头足应，而导下可以安上；背腹通，而治内可以攘外；前后异，而扶本可以定标；荣卫衰，而补气可以生血。姑为拈出，未易名言。

法可行则不贬我法，如主治之穴法：三五九壮，远年之疾，三五十壮。惜痛者勿能也，否则不任其咎。

火主表汗，而凉下之药碍之；火主平解，而温热之药持之；火主疏导，而稳滞之药锢之。火一日夜乃周，再日夜乃复，周且复，乃卸甲偃戈。其进战也，有自来，其振旅也，有攸往。而或为药中断，为药行间，皆为掣肘。非高语火攻，訾诋药饵也。火之温凉补泻，下士笑之，且火以虚为体，以神为用，自一经而达交经，自一节而传四体。祛其外寇，平其营垒，荡其境土，疏其山川，修其国邑，宽其耕稼，成其训迪，非一朝一夕之效，而一暴即寒，既任复疑，岂能奏捷？

推算家言命不言药，岐黄家言药不言命。其所遇之早暮，所治之能否，所恪尽者，虽曰人事，实有天道。知此者，可以治人，可以事天。

识病之名，定其名，知其所由，察其所兼，乃可正其法度，此须博涉诸书，身历见其效验，乃能辨此。如风寒则有伤中之异，积聚有久乍之殊，痞块有虚实之分，痈疽有凸凹之别，难以枚举。留心此技者，多所见，少所怪，如有体认未真，尚当参稽求信。

表里之法，如病在三阳，则火攻其表，以发散之；病入三阴，则火攻其里，以平下之，直捣汛地。捷于执圭引导，讲信修睦，先礼后兵，要亦廉而不刿，威而不猛，约取而慎守之。语曰：师之所处，荆棘生焉，毋轻敌，毋好战，此伐谋之算也。病人阳开而上盈，拙工又加火于诸阳之会，则瞑眩益甚；或病在腹里，而徒治其肩背；或守在四肢，而仅理其盘错；或敌已深入，而尚守边隅；或寇仅侵疆，而空国以行；或积弱不振，根据已久，而犹豫狐疑，不能以战为守，大举徙存，斯又非制胜之全略也。

补泻之法，虚则补其母，如肾病则补肺金，艾炷行补法也；邪气实则泻其子，如肾有邪则泻肝木，经也。至先泻后补，先补后泻，在酌而行之。凡艾将尽则剔去，以气吹之，或无热邪，则不必吹剔，后徐加以炷，炷火尽乃已为补，而温凉之用寓此矣。

太素者，质之始也，有质乃有病。黄帝坐明堂以答诸问，旧云十八篇（针经九卷，素问九卷），王冰名为《灵枢》，即《内经》也，（汉张仲景、西晋王叔和）本此，后存八卷，少七卷，隋金元起云，王冰取《阴阳大论》补之，分为二十四卷，此医家方脉之原始也。

《素问》而外，《难经》《脉诀》《脉经》，皆与《铜人》相发明，至于医学诸书，都为注脚，而奇经八脉，亦为针刀开便门耳。近有绥安宁一玉著书《析骨分经》，于全体部位、窾窍、筋络分五，印沙指掌，拟全录而类附之，并补所未备（如膺部正属胃，未载二行属肾也）。向在汝阴，得赵氏《医贯》，洞法《内经》之旨，至谓人心之精神在肾，似以意志并合。近读章本清先生图书编，从《素问》看出七节小心，不通于肾，为之两家冰释，且具全图，括经络，穿贯越人叔和气运跷维诸家。洵是三才淹通，九流条贯者也。间撷其要义，以志蓍蔡（此与下既济之意相合）。《说郛》载王文禄医先一帙，引黄岐问答，地在天中，大气举之，辟丹溪气有余之说，取东垣补脾之论，又引朱参元诠病字，以为水火中隔，如仙家火降水升，既济则不病，故知灸之为术，以火济火，尚陈久之艾者，取其下行也，而治病之方，可以引伸矣。

《明堂铜人图》，治病之准绳。先全图，次分腑脏、俞穴，次明经络分合，次列症候源委。岐黄以为宗，诸家以为考，窦、徐各氏以为断。

古以神圣工巧，署望闻问切。后人只中意于脉，此犹堪舆家，专论卦例也。名手大抵兼精，托言遗其耳目，殆英雄欺人耳。灸法略于诊候，而审于声色，即部候亦要而不烦。歧路之中，不复歧路。听言观眸，问辨兼断，卑之毋高论。

诊视为第一要义，要望闻问反居切之上。昔贤如苏眉山，直以病由先说，乃令诊脉，诚卓见也。不谙部位，岂足救人？粤考古人所称，与叔和互有同异，何适而可，要以上中下三部则不易，浮中沉则易知，理取易简，意为消息，若乃歧中又歧，无烦逐影，兹所采择，每以直捷为宗。

《内经》所载针法八九，灸法四五，汤醴之载，十之二三。或谓上古之人，善于保护，风邪自外侵肤，砭艾可散。后世病从内生，非药不胜。要以皮毛丝络，渐达经脉，内连五脏，散于肠胃。阴阳俱盛，五脏乃伤，未可以季世而废古法也。

徐春甫曰：古人针灸并载卷首，以其有神速功，今人畏而不用，为医殆亦鲜精，吾宁去彼取此。

许胤宗曰：脉候幽而难明，世人以情度病，多其物以幸其功，如广络原野，以希兽之投罗，术亦疏矣。一药独得他味相制，此难愈之验也，虚拟良剂，无益于世，是以不著方书。《外台秘要》谓针多误人，故专主灸，孙兆独然其说。

不知针法，虚实补泻不明，逆顺不分，焉得不误人？

《内经·天元纪》曰：凡治病者，应天为天符，应岁为岁直，三合为治。亢则害，承乃治，必先岁气，无伐天和，此以岁运所胜、所不胜为调燮也。至于以时令言，则曰春肝木，胜长夏脾土，长夏胜冬，冬胜夏，夏胜秋，秋复胜春。此又以时令为调燮也。至月之干支，则曰春寅为三焦，卯为大肠、辰为小肠、巳为包络、午为心、未为肺、申为胆、酉为胃、戌为肺、亥为肝、子为肾、丑为脾，此与十二经位所占支干及十二时所历脉络之支干又互异也。至以日干言之，如春以甲乙日得之为肝风，夏以丙丁日得之为心风；又如痁疾，以子午卯酉得之属肾；又如灵龟八法，皆以日午起甲子，从日得时，而取井俞，皆以日为纪者也。至如一日之早暮，平旦为阳之阴，日中为阳之阳，午后为阴之阳，入夜为阴之阴。如肝病则平旦慧，以其木旺也；心病则日中慧，火旺也。以一日分四候，应五行，协四时。又如昼行阳分，足三阳；夜行阴分，足三阴。自肾注心、心注肺、肺注肝、肝注脾、脾注肾，为一日一周。此《难经》以日为纪，言昼则气用事，夜则血用事者也。至古脉，以年月日时为经，以弦钩毛石为候，而人迎在头颈，气口在两手，命门在脊中，而三部之寸关尺，历本部而前中后之，按本部而浮中沉之，各得九候，而莫适所据也。至王叔和，会古脉而分配左右，君臣相制，子母相生，诸家识其三焦、命门，割裂强附，而《尊生经》注女人反此，以左尺肺与大肠、右尺为心小肠。又何相刺谬也。至于四字、六字、九道、七表、八里，复演为二十余字，举古脉之弦洪浮实，杂列为诸脉病候，何也？此准于天和气运之旨。其同异又何如也？是编纪时则略，天道远，有应有不应也。辨脉则约，先之以望闻问，次乃及切。盖谓脉之大小滑涩浮沉，可以指别；五脏之象，可以类推；五行相因，可以意识；五色征诊，可以目察；五声呼吸，可以耳辨也。所谓度上度下，脉因事格也。若概不问忧乐之先后、饮食之失节、起居之过度，卒持寸口，何病能中？古之人有言之者，后之术家可以不侈见垣也。卑而无夸，约而鲜失，此《采艾编》之所为立意也。（胶柱鼓瑟之辈祈早读是、细玩是义。）

条例

衣之有条，而律之有例，条以别其端绪，例以准其变通。如察本人气色、脉理，参之本编症候，当属何经受病，且兼何经得症，则逐所分属门户，其中汇载治穴。或一病而腑脏数经，皆有关系，则酌主何经而专治之，参取何经而佐治之；且一经而纪数穴，则酌取何穴而专治之，参取一穴而佐治之。主治者多其壮数，佐治者从省。或治其首以提其足，或治其足而泻其腹，或攻其背而治其表，或补其腹而治其里，或分疏在四肢，或培养在督任。深浅不同候，寒热不同症，衰旺不同时，缓急不同法。爰著条例以悟筌蹄。

大人之望闻问切，与幼童大同而小异；幼童之癫痫寒热，与大人情异而理同；妇女之瘕疝虚劳，与男子脉似而经别；外科之虚实部位，与内科脉合而候殊。比而栉之，缕而析之。此道须洞见肢络，贯通窾会，不似药剂揣摩，假之圭璋以为引导，托之国老以为调停也。但见地未明，寻求未确，则勿以术为尝试。此又读是编者所当慎于攸往云。

采艾考

《诗》曰：彼采艾兮，一日不见，如三岁兮。三岁犹孟氏所言，求三年之艾也。新采则气上达，久蓄气乃下行，是以陈而弥贵。《楚辞》曰：服艾以盈腰兮，谓幽兰其不可佩。《孔蕃之艾赋》曰：艾正而贱，兰妖而珍，良药弗达，妙针莫宣，奇草急病，靡身挺烟，治匪君臣，得用神火。《尔雅·翼》曰：艾，冰台也，削冰至圆以向日，用艾承其影则得火，此水火相涵之理也。《尔雅·翼》曰：庶草治百病，各有所宜，唯艾可以灸疾，故名医草。《埤雅》曰：艾一名灸草。《字说》曰：艾可疗疾，经久而弥善。艾者长也，又历也。医用灸，以一灼为一壮。壮者，以壮年之人，准此为数，至老幼羸弱，量减之也。西王母曰，神仙药有灵丛艾。《本草》曰：艾，凡山野皆产，以苗短者为良，盖谓地跷而性倍冽也，其味苦，生则寒，而熟则温，阴中之阳，无毒，世俗专尚蕲州，而误以为叶圆背白、有齿之九牛草当之此草，以灸风湿痹痛积聚常效，以其辛窜通利关窍，与艾相似，而要之。诗人所采，未尝向楚泽而求也。

灸病看其艾痕：四围红润者吉，焦黑者血气不运，非羸弱则坏症；至疮发脓溢，所以疏风泻毒，退热消积，勿速求其结靥，且筋血瘖块肿痛等疾，尤宜内食补血疏风散毒之物，以表散，使从疮口出之；且有疮口已结，仍需再灸，以尽泄其毒气者，所用膏药，先用拔毒，次用生肌，间用生艾煎水洗之，从其类也。

析骨分经

（绥新宁一玉著，古新州叶广祚参）

头：头为精明之府。顶属督脉，顶之两旁属足太阳膀胱经，头角属足少阳胆经。

脑：巅下为脑，脑为髓之海，中属督脉，两旁属足太阳膀胱经。

囟：在发际上，上属督脉。

额：额颅在鼻根上，上属足太阳膀胱经，下属足阳明胃经。

眉：属足太阳膀胱经。

面：面目鼻并属足阳明胃经，面颊至目锐眦属手太阳小肠经，面颊至下缝中属足阳明胃经。

頞：頞鼻茎也，属足阳明胃经。

鼻：鼻为肺窍，鼻孔属手阳明大肠经。

口：口为脾窍。

唇：唇为飞门。唇内上下并属足厥阴肝经，唇外上属手阳明大肠经，下属足阳明胃经。

目：目为肝窍，上下胞属脾，红眦属心，绿睛属肝，白睛属肺，瞳神属肾。

目系：（目内深处）目系属足厥阴肝经。

眦：大角为内眦，属足太阳膀胱经；小角为锐眦，属手太阳小肠经。

䪼：䪼骨在鼻两傍，属手太阳小肠经。

腮：䪼下为腮，属足阳明胃经。

颔：腮下为颔，属足阳明胃经。

颐：颔下为颐，属足阳明胃经。

牙：齿后大者为牙，骨之余。

齿：齿为户门，口前小者为齿，肾之表。

龈：牙床骨也。上属足阳明胃经，下属手阳明大肠经。

舌：舌为心窍。舌胎属心，舌根属脾，舌下属肾。

咽：后喉为咽。喉主纳水谷，通于六腑。

喉：肺之脘也。前喉为喉咙，通于五脏，主气出入。前属足阳明胃经，后属足厥阴肝经。

厌：会厌也，为吸门。声音所由出。

颊：耳下曲处为颊，属手阳明大肠经。

颈：头颈骨。

耳：耳为肾窍。巅至耳上角属足太阳膀胱经；耳后入耳中、出耳上角，属手少阳三焦经；耳后入耳中、出耳前、至目锐眦，属足少阳胆经。

项：颈外皮肉也。中属督脉，督之两旁属足太阳膀胱经，膀之侧属手少阳三焦经，三焦之前属手太阳小肠经，小肠之内属手阳明大肠经，大肠之内属足少阳胆经，胆之内属足阳明胃经，胃之中属任脉。

膺：胸上两旁高处为膺，属足阳明胃经。

胸：两乳间为胸，属任脉。

乳：属足阳明胃，少肝经，足少阳胆经。

脘：上中下三脘属任脉。

脐：属任脉，两旁属足少阴肾经。

腹：脐上下为腹。中属任脉，两旁属足少阴肾经，小腹属肝，足厥阴肝经。

冲：气冲也。属足阳明胃经。

背：胸中之府。属足太阳膀胱经。

脊：椎骨为脊。属督脉。

膂：脊两旁为膂。属足太阳膀胱经。

胛：膂内为胛，夹脊肉也。属足太阳膀胱经。

腰：腰为肾府。尻上横骨为腰。中属督脉，两旁属足太阳膀胱经。

缺盆：膺上横骨为巨骨，巨骨陷中为缺盆。前属足阳明胃经，后属手阳明大肠经，侧属手太阳小肠经。

肩：肩髃（肩端两骨间）属手阳明大肠经，肩解属手太阳小肠经，肩交属手少阳三焦经肩髆（肩后之下）属足太阳膀胱经。

腋：肩下曲处为腋。前属手太阴肺经，中属手少阴心经。

胁：腋下为胁。前属足厥阴肝经，后属足少阳胆经。

肋：胁下为季肋，即软肋也。腹结上下属足太阴脾经，章门上下属足厥阴肝经，京门上下属足少阳胆经。

臑：对腋为臑。臑内中行属手厥阴心胞络，前属手太阴肺经，后属手少阴心经，臑外中行属手少阳三焦经，前属手阳明大肠经，后属手太阳小肠经。

肘：臑尽处为肘。肘中属手太阴肺经，外廉属手阳明大肠经，内廉属手少阴心经，肘内侧属手太阳小肠经，肘中属手厥阴心包络，臂外属手少阳三焦经。

腕：臂骨尽处为腕。腕后属手太阴肺经，腕外侧属手太阳经，腕外属手少阳三焦经。

手背：属手少阳三焦经。

手掌：属手厥阴心胞络。

鱼际：属手太阴肺经。

指：手大指内侧属手太阴肺经，食指外侧属手阳明大肠经，中指内侧属手厥阴心胞络，无名指外侧属手少阳三焦经，小指内侧属手少阴心经，外属手太阳小肠经。

甲：十指甲为筋之余属肝经。

阴茎：属足厥阴肝经。

睾丸：外肾也。属足厥阴肝经。

阴囊：属足厥阴肝经。

冲脉：冲为血海，又为十二经之海。

阴中：即阴户之中，属足厥阴肝经。

阴户：即阴门之口。属足厥阴肝经。

臀：尻上横骨为腰，挟腰髋骨两旁为机，机后为臀。属足太阳膀胱经。

肛门：魄门也。秽浊所自出，其系上贯于心，下通于肾，心肾水火相感，而精气溢泄，乃化血收精之系也。

髀：股外为髀。髀外后廉属足太阳膀胱经，髀关属足阳明胃经，髀阳属足少阳胆经。

股：髀内为股。股内属足厥阴肝经，前廉属足太阴脾经，后廉属足少阴肾经。

伏兔：髀前膝上起肉。属足阳明胃经。

膝：膝膑中。属足阳明胃经，膝内前廉属足太阴脾经。

腘：膝后曲处为腘。腘中属足太阳膀胱经，腘内后廉属足少阴肾经，前廉属足厥阴肝经。

胻：胻胫骨也。外廉属足阳明胃经，内廉属足太阴脾经。

辅骨：胻外为辅。属足太阳膀胱经。

腨：腓肠也。中属足太阳膀胱经，内属足厥阴肝经。

跗：足面也。跗中属足阳明胃经，内属足厥阴肝经，跗外属足少阳胆经。

踝：内外踝骨也。内踝前廉属足太阴脾经，太阴之前属足厥阴肝经，太阴之后属足少阴肾经，外踝前廉属足少阳胆经，后廉属足太阳膀胱经。

足心：属足少阴肾经。

足指：足大指聚毛，属足厥阴肝经，内侧属足太阴脾经；中指外侧属足阳明胃经；小指外侧属足太阳膀胱经；小指下属足少阴肾经；小指次指之间属足少阳胆经。

肺：肺为五脏华盖。有二十四空，行列分布，诸脏清浊之气。故曰：肺者相傅之官，治节出焉。

心：心居肺下、膈上，如未开莲花，中有七孔以通天真之气，神之宇也。故曰：君主之官、神明出焉。

心包络：心包在心下，横膜之上，竖膜之下与心肺相连。

肝：肝左三叶右四叶。其治在左，其藏在右，肋居肾之上，宣发阳和之气，魄之官也。故曰：肝者将军之官，谋虑出焉。

胆：胆为清净之府。在肝之短叶间，包精汁三合。故曰：胆者中正之官，决断出焉。

脾：脾广三寸、长五寸，掩于太仓，意之舍也。

胃：胃为水谷之海。大一尺五寸，纡曲屈，伸长二尺六寸，为贲门。故曰：脾胃者，仓廪之官，五味出焉。

小肠：受盛之府。长三丈二尺，左回迭积十六曲。胃之下口，小肠上口也，为幽门。在脐上二寸，水谷于是入焉；复下一寸为水分穴，小肠下口也，为阑门。至是而泌，别清浊，水液入膀胱，渣滓入大肠。故曰：小肠者，受盛之官，化物出焉。

大肠：大肠为传泄、行道之府。长二丈一尺，广四寸，当脐右回十六曲。故曰：大肠者，传道之府，变化出焉。

肾：有二肾。左为肾，属水；右为命门，属相火。当脐两旁入脊膂与脐平直。故曰：肾者，作强之官，伎巧出焉。

膀胱：乃津液之府。纵广九寸，居肾之前，大肠之侧，小肠之下，乃膀胱际也。水液由此渗入之。故曰：膀胱者，州都之官，津液藏焉，气化则能出矣。

皮肤：实为皮浮，为肤卫气之分也。属肺。

肌肉：白为肌，赤为肉，营血之分也。属脾。

血脉：属心。

筋：属肝。

骨：属肾。

精：两神相搏合而成形，常先身生是谓精。

气：上焦开发、宣五谷味，熏肤、充身、泽毛，若雾露之溉，是谓气。

津：腠理发泄，汗出，是谓津。

液：谷入气，满淖泽，注于骨。骨属屈伸。泄泽补益脑髓、皮肤泽润于津，是谓液。

血：中焦受炁取汁，变化而赤，是谓血。（Δ中焦亦并胃中，出上焦之后，此所受气者，泌糟粕蒸津液，化其精微，上注于肺，脉乃化而为血，以奉生身，故中焦受气取汁，变化而赤。）

脉：壅遏营气，令无所避。是谓脉。（Δ宗气行于经脉中，其脉流布诸经，而营气从之以行，无所避逆谓之脉。）

例：凡十二经从省，督卡，胃田，三焦火，肝干，大肠大，小肠小，肺市，脾卑，肾臣，心包巳，膀胱光，胆旦，属字省从Δ。[1]

十二经脉

手太阴肺（每日寅时，自中焦由肝交本经，卯时交手大肠。络列缺，募中府）

手太阴之脉（朝百脉输精于皮毛），起于中焦，下络大肠（系息入肺向后夹背与肾通），还循胃口（即贲门），上膈属肺，从肺系横出（本经募中府）腋下，下循臑内（系于眉，窍于鼻，一切鼻病主之，天府），行少阴、心主之前（侠白），下肘中（尺泽），循臂内上骨下廉（郄孔最，本经络列缺），入寸口（脉之会太渊输），上而循鱼际（鱼际荥），出大指之端（少商井）。其支者，从腕后直出次指内廉，出其端（交大肠经）。

是经少血多气。是动则病肺胀满，膨膨而喘咳，缺盆中痛，甚则交两手而瞀，是为臂厥。主肺所生病者，咳嗽（虚甚为火所乘，咳而见血），上气，喘渴，烦心，胸满，臑臂内前廉

1 原文中“析骨分经”部分内容为缩写字符，整理者根据此“例”整理现代文字描述，并补充原著内容。

痛，掌中热。气盛有余则肩背痛，风寒汗出中风（伤风则涕塞，热则涕浊，寒则清），小便数而欠；气虚则肩背痛寒（冷则身颤，呕涎，嗽息口上也），少气不足以息，溺色变。

凡十二经之脉，病盛则泻之，虚则补之，热则疾之，寒则留之，陷则灸之，不盛不虚以经取之。

手阳明大肠（每日自卯时自肺交入，至辰时交胃，络偏历，募天枢在胃经）

手阳明之脉，起于大指次指之端（商阳井），循指上廉（二间荥，三间输），出合谷（合谷原）两骨之间，上入两筋之中（阳溪经），循臂上廉（偏历本经络、温溜郄、下廉、上廉、手三里），入肘外廉（曲池），循臑外前廉（肘髎、五里、臂臑），上肩，出髃骨之前廉（肩髃、巨骨），上出柱骨之会上，下入缺盆，络肺，下膈，属大肠（血气上液之道于胱，而心肾膀胱小肠会分曰阑门，按会大肠曰广肠，湿热为痔漏肠痈）。其支别者，从缺盆上颈（扶突），贯颊，下入齿缝中（热风直齿，热则重坠，虚则肠鸣，下滞则切痛，冷则泻泄），还出挟口，交人中，左之右，右之左（禾髎），上挟鼻孔（迎香）。

是动则齿痛䪼肿，主津所生病者，目黄口干，鼽衄，喉痹（热则脐痛、口干、血壅、目黄、喉痹，大肠逆上为呕吐，便血有不止，近则膀胱，远则心肾），肩前臑痛，大指次指不用也。

足阳明胃（辰时自大肠交入，至巳时交脾，络丰隆）

足阳明之脉（六腑之源），起于鼻交頞中（承泣、四白），下循鼻外（巨髎），入上齿缝中，还出夹口（地仓）环唇，下交承浆，却循颐后下廉，出大迎，循颊车（颊车），上耳前，过客主人（下关），循发际至额颅（头维）。其支别者，从大迎前，下人迎（胁部三行自人迎），循喉咙，入缺盆，下膈（人迎至乳根），属胃络脾（天枢大肠募），其直行者，从缺盆下乳内廉，下挟脐入气街中(腹部三行自不容至髀关)。其支者,起胃下口,循腹里,下至气街中而合,以下髀关,抵伏兔(伏兔、阴市),下入膝髌中(梁丘、犊鼻),下行胻骨外廉(三里、上巨虚、条口、下巨虚、丰隆本经之络),下足跗(解溪经、冲阳原),入中指内间。其支者,下膝三寸而别,以下入中指外间(陷谷输、内廷荥、厉兑井)。其支者,别跗上(络别走太阴脾),入大指间出其端(交脾)。

是动则痛凄凄然(病虚冷吐),振寒,善伸数欠,颜黑,病主恶人与火(热病恶火气),闻木音则惕然而惊(虚,土恶木),心欲动,独闭户牖而处,甚则欲上高而歌(阳盛则升),弃衣而走,贲郁腹胀(郁寒气),是为骭厥;是主血所生病者(热),狂疟温淫汗出,鼽衄(血热),口㖞(风中),唇胗,颈肿喉痹(气虚),腹水胀,膝髌肿痛(痰结),循膺乳(气郁、乳病)冲股,伏兔,胻外廉,足跗上皆痛,中指不用。盛气则身以前皆热,其有余于胃,则消谷善饥(胃风下),溺色黄;气不足(风下血上为面肿)则身以前皆寒,胃中寒则胀满盛(翻胃吐食)也。

足太阴脾(巳时自胃交入,至午时交手少阴心,大络大包。络公孙,募章门属肝。)

足太阴脾之脉(黄庭,主各脏血脉),起于大指之端(隐白井),循指内侧白肉际(大都荥,太白输,公孙本经络),过核骨后,上内踝前廉,上腨内(三阴交),循胻骨后,交出厥阴之前(漏谷、地机、阴陵泉),上循膝股内廉(血海、箕门),入腹(冲门、府舍、腹结、大横,腹哀),属脾络胃。上膈挟咽,连舌本,散舌下。其支别者,复从胃别上膈(食窦、天溪、胸乡、周荣、大包),注心中。

是动则病舌本强,食则吐(肥甘阳气上攻),胃脘痛(风木乘土),腹胀善噫(气滞),得后出气则快然而衰,身体皆重(冷为痰壅,筋骨肌肉)。是主脾所生病者(因痰为瘫痪诸证),舌本痛,体不能动摇,食不下(脾热胃燥),烦心,心下急痛,寒疟溏瘕泻水下(水乘土),黄疸(温热之甚曰疸),不能卧(气在脘),强欠、股膝内厥,足大指不用也。

手少阴心(在腕后一寸走小肠;午时自脾经交入,至未时交小肠络通里,募任巨阙)

手少阴之脉,起于心中(五脏皆系通),出属心系,下膈(为伏梁),络小肠(系自肾下膀胱会元)。其支者,从心系上挟咽,系目(应舌、华面)。其直者,复从心系却上肺,出腋下(极泉),下从臑内后廉,行太阴、心主之后(青灵),下肘内廉(少海合),循臂内后廉(灵道经、本经络通里),抵掌后锐骨之端(阴郄、神门输),入掌内廉(少府荥),循小指之内出其端(少冲井)。

是动则病嗌干(血热流衄)心痛,渴而欲饮,是谓臂厥(冷痛不治);是主心所生病者,目黄,胁痛,臑臂内后廉痛,掌中热也(血热甚则口糜,狂而无汗,女子血滞)。

手太阳小肠(在腕后五寸支正别走少阴;未时自心交入,至申时交膀胱,络支正)

手太阳之脉,起于小指之端(少泽井),循手外侧上腕(前谷荥、后溪输、腕骨原),出踝中(阳谷经、养老),直上循臂骨下廉(支正本经络),出肘内侧两骨之间(小海合),上循臑外后廉,出肩解(肩贞、臑俞),绕肩胛,交肩上(肩外腧、秉风、曲垣),入缺盆、向腋,络心,循咽下膈抵胃(上接胃口下达膀胱),属小肠(虚入此则遗精浊带,寒则水谷不化)。其支者,从缺盆循颈(天窗、天容)上颊至目锐眦,却入耳中(听宫)。其支别者,别颊上䪼、抵鼻至目内眦,斜络于颧(颧髎)。

是动则病嗌痛颔肿(心热是本经为嗌痛,若本经上胃则呕哕，中满腹满），不可回顾，肩似拔，臑似折，主腋；所生病者，耳聋，目黄（气热上攻），颊颔肿（血滞，心气入小肠），肩臑肘臂外后廉痛也（气腰连、丸）。

足太阳膀胱（在外踝上七寸，络肾；申时自小肠，至酉时交肾，络飞扬，募在中极）

足太阳脉起于目内眦（攒竹），上额（曲差、五处），交巅上（承光、通天）。其支别者，从巅至耳上角。其直行者，从巅入络脑（络却、玉枕），还出别下项（天柱），从肩髆内（自大杼二行穴起至白环），夹脊抵腰，入循膂，络肾，属膀胱。其支别者，从腰中，下贯臀（上髎、次、中、下髎），入腘中。其支别者，从髆内左右（自一椎附分三行穴起至二十一椎秩边止十三穴），别下贯胛，夹脊内，过髀枢，循髀外后廉（浮郄），下合腘中（委阳、委中），以下贯腨内（合阳、承筋、承山、飞扬，本经络走少阳），出外踝之后（跗阳、昆仑），循京骨至小指外侧端（金门、仆参、申脉、京骨、束骨、通谷、至阴）。

是动则病头痛，目似脱，项似拔（气滞），脊痛，腰似折，髀不可以转回，腘如结，腨如裂，是为踝厥。是主筋所生病者：痔，疟（下分不通发狂），癫疾，头项痛（风搏），目黄，泪出（热结胞寒，寒则滞），鼽衄，项背腰尻腘腨脚皆痛（湿则浊，冷则遗溺），小指不用也。

足少阴肾经（在足跟后冲络膀胱；酉时自足膀胱交入，至申时交于手厥阴，络大钟，督脉络长强，任脉络屋翳）

起于小指之下（自膀胱交来），斜趋足心（涌泉井），出然谷之下（然谷荥），循内踝之后（照海、水泉、太溪），别入跟中（水泉），上腨内（复溜经、交信、筑宾）出腘内廉（阴谷），上股内后廉，贯脊属肾，络膀胱。其直者，从肾，上贯肝膈，入肺中，循喉咙，夹舌本（齿所从固，窍于耳）。其支者，从肺出络

首卷

心，注胸中（腰上行自俞府至腹二行横骨十七穴）。

是动则病饥不欲食，面黑如漆柴（冷郁精枯，面须发背脊脉所络），咳唾则有血，喝喝而喘，坐而欲起，目茫茫如无所见（肾气不明？肾水则肿），心如悬若饥，气不足则善恐，心惕惕如人将捕，是为骨厥。所生病者，口热（热气），舌干，咽肿，上气，嗌干及痛，烦心，心痛（背痛引心，心痛引腹，属肾心痛），黄疸，肠澼，脊臀内后廉痛，痿厥，嗜卧，足下热而痛也（男女隐曲不利属膀胱，虚热，冷则痿甚则缩入阳，心风入肾）。

手厥阴心包（戌时自肾交本经，至亥时交手三焦，络内关）

手厥阴之脉，起于胸中，出属心包（指包心而系与心肺连为络，男主精气，女主包户），下膈，历络三焦（三焦寄于右肾命门，相火为之，元气之宗）；其支者，循胸出胁，下腋三寸，上抵腋下（天池），下循臑内（天泉），行太阴、少阴之间，入肘中（曲泽合），下臂（郄门），行两筋之间（间使经、内关、大陵输），入掌中（劳宫荥），循中指出其端（中冲）；其支别者（络三焦），从掌中循小指次指出其端（本经络走三焦）。

是动则病手心热（风），臂肘挛急（冷则痹），腋肿，甚则胸胁支满（气），心中憺憺大动，面赤（热虚头旋），善笑不休，目黄。是主心包脉所生病者（气壅则聋），烦心，心痛，掌中热也（悲则络绝而下血）。

手少阳三焦（在腕后二寸内外关交络；亥时自心包交入，至子时交胆，络外关）

手少阳之脉（相火主纳中，主寸下，主出），起于小指次指之端（关冲井），上出次指之间（液门荥、中渚输），循手表腕（阳池原），出臂外两骨之间（外关本经络、支沟、会宗、三阳络、四渎)，上贯肘(天井合)，循臑外上肩(清冷渊、消泺、臑会、肩髎)，交出足少阳之后，入缺盆，交膻中，散络心包，下膈，遍属三焦(募石门，元气之始，终至气冲为元)；其支者，从膻中上出缺盆，上项(天牖)，挟耳后(翳风)直上，出耳上角(角孙)，从屈下颊至䪼；其支者，从耳后(瘈脉、颅息)入耳中，出走耳前(耳门、耳和髎)，过客主人前，交颊，却出至目锐眦(丝竹空)。

是动则病耳聋、耳鸣嘈嘈(虚)，嗌肿(胀满)，喉痹(热结)。是主气所生病者(烦满)，汗出(冷败汗多、冻栗气滞)，目锐眦痛，耳后、肩臑肘臂外皆痛(风荣、血凝)，小指次指不用也。

足少阳胆(合肝在内踝上五寸光明、蠡沟交络；子时自三焦交入，至丑时交肝，络光明，募日月)

足少阳之脉，起于目锐眦(瞳子髎)，上抵头角(头临泣、目窗、正营、承灵、率谷)，下耳后(脑空、风池、完骨)，循额(颔厌、悬颅、悬厘、曲鬓、阳白)，行手少阳之脉前，至肩上，却交出手少阳之后，入缺盆；其支别者，从耳后入耳中，出走耳前(听会、客主人)，至目锐后(浮白、头窍阴)；其支别者，目锐眦下大迎，合手少阳于䪼(邪攻上则肿，虚则泪)，下夹颊车，下颈，合缺盆，下胸中，贯膈络肝属胆(络肝经，贯心，夹咽，出颔系目荣面润发)，循胁里，出气冲，绕毛际，横入髀厌中(环跳)；其直者，从缺盆(肩井)下腋，循胸(辄筋、日月本经募)，过季胁(京门、带脉、五枢、维道)，下合髀厌中(居髎)，以下循髀阳(风市、中渎)，出膝外廉(膝阳关)，下外辅骨之前(阳陵泉)，直下抵绝骨之端(阳交、外丘、光明本经络走肝，阳辅经、悬钟即绝骨髓之会)，下出外踝之前(丘墟原)，循足跗上，入小指次指之间(足临泣、侠溪荥、地五会、足窍阴井)；其支别者(对阳交、悬钟、足三阳之大络,阳明经绝乃取之),从跗上入大指,循岐骨内出其端,还贯入爪甲,出三毛。

是动则病,口苦,善太息(胆虚),心胁痛不能转侧(交肝,风甚则筋缩瘛疭),甚则面微尘,体无膏泽,足外反热,是为阳厥(热则筋缩)。所生病者,头角颔痛,目锐眦痛,缺盆中肿痛,腋下肿,马刀挟瘿(血瘀),汗出振寒,疟,胸中胁肋髀膝外至胫,绝骨外踝前,及诸节皆痛(夹行主筋节),小指次指不用也。

足厥阴肝(丑时自胆交入,至寅时交肺,络蠡沟,募期门)

足厥阴之脉,起大指聚毛之上(大墩井),循足跗上廉(行间荥、太冲输),去内踝半寸(中封经),上踝八寸,交出太阴之后(蠡沟本经络走胆、中都),上腘内廉(曲泉合),循股阴(阴包、五里、阴廉),入毛中,环阴器,抵小腹,夹胃,属肝,络胆,上贯膈(章门,脾募,亦五脏会),布季肋,循喉咙之后,上入颃颡,连目系(怒气上逆头眩痛),上出额,与督脉会合于巅;其支者,从目系下颊里,环唇内;其支者,复从肝,别贯膈(期门本经募),上注肺。

是动则病,腰痛不可俯仰(筋脉皆肝所主,虚则关节不利),丈夫溃疝(小腹牵囊痛,湿热),妇人少腹胀(月经闭),甚则嗌干(循喉),面脱色。是主肝所生病者(贯膈布上),胸满,呕逆(热积一切肥气入颡夹胃),洞泄,狐疝,遗溺,闭癃(冷环阴器下腹泄血)。

背俞与腹募相应图解(五脏所属,求之本俞,而以募应之,言广求之于募也,虽云九募,而十二经中惟心包无募)

背三节肺俞,募中府(又云亦为肾募;胸为华盖而募四

行斜向腋也）

背五节心俞，募巨阙（视背为稍下，在七节中，所谓七节之旁有小心也；心包无俞亦无募，并属之心，为一脏也）

背九节肝俞，募期门

十一节脾俞，募章门（又云脾之大络大包，此为五脏所会，要穴）

十二节胃俞，募中脘（为六腑之会）

十三节三焦俞，募石门（第三行肓门与脐旁肓俞相应）

十四节肾俞，募京门（京门在章门稍后面，肾募，以其前通于腹，肾由此而横连也）

十六节大肠俞，募天枢

十八节小肠俞，募关元

十九节膀胱俞，募中极

（祖曰：灸中脘而六腑之会，兼灸章门而五脏之会，兼灸天枢、关元而大小肠之募兼，此所谓审病而察兼症，省火之要法也）

八会穴

气会膻中，血会膈俞，脉会太渊，筋会阳陵泉，髓会绝骨，骨会大杼，五脏会章门，六腑会中脘。

十五络

督络长强，任络尾翳，俱在下位交络，所谓会阴也；阳跷络膀胱经申脉，阴跷络肾经照海。

肝经之正，别跗上，上至毛际，合胆，与别俱行。络之别曰蠡沟，去内踝五寸，走胆，别者经胫上睾结于茎。

胆经之正，绕髀入毛际，合肝，别者，入季肋间，循胸里，属胆，散之，上肝贯心，以上挟咽、出颐颔中，散于面，系目，合少阳于外眦。络之别曰光明，去踝五寸，别走肝，下络足跗。阳跷络申脉。

心经之正，别入于渊腋两筋之间，属于心，上走喉咙，出于面，合目内眦。络之别曰通里，去腕下一寸半，别而上行，循经入于心中(系舌本，属目系)。

小肠经之正，别于肩解，入腋走心系。络之别曰支正，去腕五寸，内注心，别者上走肘，络肩髃。

脾经之正，上注脾，合于胃，与别俱行，上结于咽，贯舌中。络之别曰公孙，去本节之后一寸，别走胃，其别者，入络肠胃。脾之大络曰大包。

胃经之正，上至髀，入于腹里，属胃，散之脾，上通于心，上循咽出于口，上頞顑，还系目系。络之别曰丰隆，去踝八寸，别走脾，别者，循胫骨外廉，上络头顶，合诸经之气，下络嗌。

三焦经之正，上指天，别于巅，入缺盆，下走三焦，散于胃中。络之别曰外关，去腕二寸，出于两筋之间，循经以络于心包，络心系。

心包经之正，手心主之别，下渊腋三寸，入胸中，别属三焦，出循喉咙，出耳后，合少阳完骨之下，络之别同前三焦曰内关。

肺经之正，别入渊腋，心经之前，入走肺，散之太阳，上出缺盆，循喉咙，复合大肠经。络之别曰列缺，起于腕上分间，并太阴之经，直入掌中，散入鱼际。

大肠经之正，循手、循膺乳，别于肩髃，入柱骨，下走大肠，属肺，上循喉咙出缺盆。络之别曰偏历，去腕三寸，别入太阴，别者循臂乘肩髃，上曲颊偏齿，别者入耳。

肾经之正，至腘中，别走太阳而合，上至肾，当十四椎，出属带脉，直者，系舌本，复出于项，合于太阳。络之别曰大钟，内踝后，别走太阳（别者上走手心，下走外贯腰脊）。

膀胱经之正，别入于胸中，其一到下尻五寸，别入于肛者，属于膀胱，散之肾，循膂，当此入散，直者，从膂上出于项，复属太阳。络之别曰飞扬，踝上七寸，别走少阴。

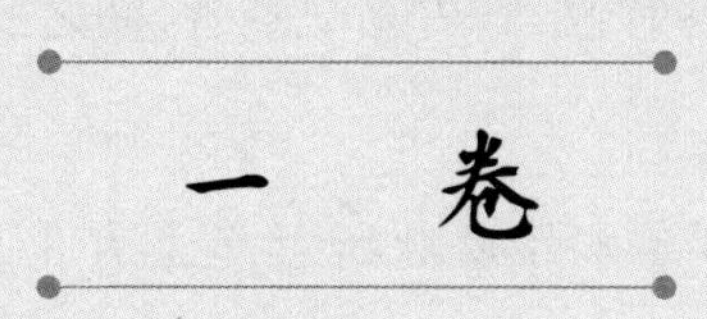

卷一

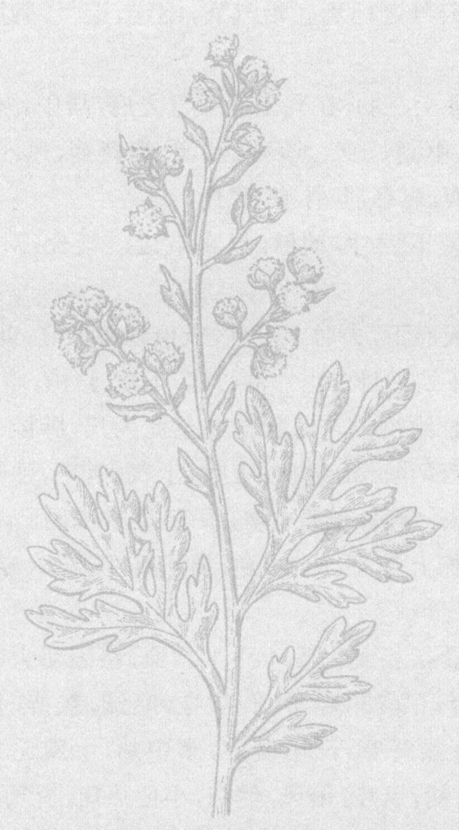

采艾编

十二经穴释名兼主治之疏解

（凡各穴先尺寸，次井荥，次释名，次治症，禁穴不详治症）

腧穴名义各有攸当，古籍缺疑者，阙之臆度，疏其十一，高明者裁拟焉。

手太阴肺（各本经以脉所行起止为先后，以脉交代为次序）

云门：巨骨下气户旁二寸陷中。肺者，气之宗，此为肺之宗也，如云气之门焉。治气病，呕逆，上气，胸肋彻臂痛，不能举臂。

中府：乳上三肋，在乳上为天气之府，居中。治肺系急，胸痛，发热，呕逆，上气，咳唾，浊涕，肩背痛，风汗出，腹胀，食不下，喉痹，肩息，肤骨痛，寒热。

天府：腋下三寸，动脉，以鼻取之。禁灸，对腋为肺气之府。

侠白：天府下，去肘上五寸，天府以鼻取之，此则目白瞳子取之，言手挟乎目白也。治心痛，干呕，烦满，咳逆。

尺泽：肘约纹中，合，脉自关至此为尺，肺经于此而合，为如渠之有泽也。治喉痹，咳嗽，上气，舌干，浊唾，呕泄不止，胁痛腹胀，癫病，身痛风痹，手挛，四肢暴肿。

孔最：腕上七寸。治咳逆，臂厥痛不及头，专治热病汗不出。

列缺：食指相叉去腕一寸半。原，络阳明大肠，此为支布列也。治口㖞，口噤不开，咳嗽，呕沫，喉痹，善笑，纵唇口，疟病，身热背寒，汗出肢肿，掌中热，手腕无力，半身不遂，瘛疭，惊痫，风痉，偏风，健忘，小便热痛，少气不足以息。凡实则肩背汗出，四肢暴肿，虚则肩背寒，四肢厥。专治喉唇胸背寒热诸证。

经渠：在寸口脉中。经，所行为经，此其沟渠也。禁灸。太渊稍入即是，恐伤寸脉。

太渊：掌后陷中。为输，脉之会也。气之始，此为渊海；治目生白翳，眼眦赤筋，唾血，咽干，口噼，胸痹，逆气，数欠，善哕呕，心痛，饮水咳嗽，喘不得息，缺盆中引痛，寒厥。

鱼际：大指本节后，内侧散腕中，荥。手肉如鱼，此其际也。禁灸。

少商：大指端内侧。井，脉为金，金为商，商出此为井，故曰少。连于商阳者，大肠属金而脉为阳明也。治腮颔肿，喉痹，以三棱针刺出血即愈。不宜灸。

手阳明大肠

商阳：食指内侧。为井，大肠金为商，此阳明之井也。耳鸣聋，口干，颈颔肿，齿痛，目青盲左右交，胸中气满，咳嗽，恶寒，肩背急，相引缺盆痛，肢肿，寒热疟，痰，热病汗不出。

二间：本节前内侧，荥。间言指节之间，本节前为二间，节后为三间也。治鼻衄血，多惊，口㖞，喉痹，目青，颔肿，伤寒热，肩背痛，振寒。

三间：本节后，输。治齿龋痛，喉痹，咽中如鲠，目眦急痛，唇焦口干，胸满，嗜卧，衄衄，吐舌，戾颈，喜惊，身热，气喘，寒疟，肠鸣洞泄。

合谷：虎口歧骨间，原。治多症，鼻衄衄，目视不明，头痛，齿龋，面肿，喉痹，口噤不开，耳鸣，口疮，重舌，舌裂，舌强，唇吻不收，瘖不能言，目痛，烂弦，胬肉翳，下牙痠痛，四肢痿痹，寒热疟，热病汗不出，妇人痛经。妇人妊忌针亦慎灸，小儿惊风卒危。

阳溪：腕上侧两筋陷中，经。治头痛，耳鸣，齿痛，舌出，目风赤烂有翳，喉痹，咽痛，颈戾，心痛，掌热，胸满不得息，惊，肘臂不举，狂言嬉笑见鬼，厥逆热病，烦心，痂疥，寒疟。

偏历：腕后三寸。别走太阴交肺经，故彼名列缺，此名偏历，列之为言历也，缺之为言偏也。治目视䀮䀮，鼻衄，咽干，喉痹，耳鸣，口㖞，齿龋，寒热疟，风汗不出，颠疾，多言。

温溜：腕后五寸，阳明郄。温者，温和之气，阳明至此而逆注也，曰留，大士去腕五寸，小士去腕六寸。治口㖞，喉痹，哕逆，头痛、面虚肿，肠鸣腹痛，肩不得举，伤寒身热头痛，颠疾，吐涎，狂言见鬼。

下廉：去上廉一寸，辅兑肉。治头风，臂肘痛，肠鸣，溺黄。

上廉：三里下一寸，阳明之会。治脑风头痛，肠鸣气走，痓痛，小便难、黄赤。

三里：曲池下二寸。治齿痛，颊颔肿，瘰疬，手臂不仁，肘掌不伸。手阳明及足阳明俱为三里、五里、上廉、下廉，廉者，当骨廉隅之侧也。足膝之下三寸、手肘之下二寸，俱为三里，足三里下三寸为上廉，下六寸为下廉。曲池上三寸为五里，而足之五里在膝之关下五寸，又属足肝经。要之上下者，言乎其部分也；三五者，言乎远近也。里之为止也。二间、三间犹言三里五里也。

曲池：在肘外辅骨屈肘曲骨中，为合。此与曲泽同归臂之曲，此为合，故名池也。治头痛，喉痹不能言，寒热，胸中烦满作渴，肘中痛，偏风半身不遂，筋缓捉物不得，挽弓不开，伸屈难利，风隐疹，瘾疭，伤寒余热不尽，皮肤干燥。

肘髎：肘外骨外廉陷中。大骨外廉有陷，故曰髎，凡髎俱同窌。治肘节风痹，臂痛不可举，屈伸挛急。

五里：肘上三寸行向里，大脉中央。治吐血、咳嗽、肘臂痛、目视𥆧𥆧，心下胀满，上气，嗜卧，四肢不得动摇，寒热风痨，惊恐，痎疟。

臂臑：肘上七寸䐃肉端，阳明络。自此以上皆本经穴，但铜人穴错序，于肩膊、头面部位以分野为次，今依经络图相属为便。治瘰疬，颈项拘急，肩臂痛不得举。

肩髃：肩端两骨陷中，举臂取之。手阳明跷脉之会，当肩之隅也。治手臂挛急，捉物不得，臂细无力，肩中烦热，不可回顾，偏风半遂，筋骨痠痛，热风隐疹。

巨骨：肩端上行两叉骨间，阳明阳跷之会。治肩膊痛，肩臂不得屈伸，胸中有瘀血。

天鼎：缺盆直上，扶突后一寸，手阳明脉气所发。扶突后位在缺盆，形合如鼎也。治暴瘖，气哽喉痹，咽肿不得息，喉中鸣，饮食不得下。

扶突：人迎后一寸半。言当喉突之旁而夹扶之也。治咳多唾，上气，咽引喘急，喉中如水鸡鸣。

禾髎：鼻下夹水沟旁五分。禁灸。

迎香：禾髎上一寸鼻旁。禁灸。言夹鼻孔而可以迎香也。

肺经华在发，充在皮，职在气，心火克之，脾土生之，主乎心，系乎喉，其声为哭，其液为涕，其色为白，其藏为魄，其志为忧，其病为咳，其病为胸喉连于肩背。当喘咳烦满，寒热，小便不利，各穴所治。不及于巅，以手三阴从胸走手也，所治多自口及喉、胸胁，以下寒热风咳等症止，太渊治及目，以脉为目之白睛，而心主之前，故并治目眦赤筋也。

大肠经次指起，上肩，下入缺盆，络肺，属大肠。本经其支者，自缺盆上头，贯入齿缝中，还出夹口交人中，左之右，右之左，上夹鼻孔。以手言之，小肠之中为三焦，又前为大肠；以背言之，督脉居中，上头，而膀胱夹之，次则三焦夹之，次则小肠，小肠之前为大肠，大肠之前为胆脉，胆之前为胃脉，胃之中为任脉；以前项则任脉居中，胃夹之，次胆、次小肠，小肠后大肠。又考膀胱前为三焦，又前为胆，胆前小肠，再前为大肠，又前方为胃。至于肩部，为手太阳、阳明、少阳所循，而足少阳、阳明所交，又胸部、腋下、胁下、肋下为肺肝胆脾之委曲相属，其部位难以悉疏。其病在目齿喉唇鼻肩臂。

足阳明胃

头维：在额角入发际，乃足手阳明之交会。言头之纲维，维之为言会也。禁灸。

下关：在客主人下，耳前动脉。口之合而下则空，口开则关，故言下关也。禁灸。

颊车：耳下八分，曲颊端，阳明所发。言齿颊转关开合，此上下牙之运纽也。治牙关不开，口噤不语，失音，牙肿疼痛，颊肿，项强不得回顾。

承泣：目下七分，跷脉、任脉、足阳明之会。言其目下承涕泣也。禁灸。

四白：目下一寸。可灸，然亦去承泣几何，亦宜慎之。上为阳白，此为四白，言目四顾可至。治头痛，目眩，生白翳，微风目瞤动不息。

巨髎：夹鼻孔八分。可灸。治目青盲无所见，远视𥆧𥆧，白翳覆瞳子，口噼，面风寒，鼻准肿痛，瘛疭。

地仓：夹口吻旁四分，跷脉手阳明交会。此属地部，为食之门户也。治目不得闭，失音不语，偏风口㖞（兼灸承浆），饮食不收，水浆漏落，眼瞤动不止（左右交取）。

大迎：曲颊前一寸二分骨陷中，又以口下当两肩取之，大约在于颔口之下，地仓后一寸。治颈痛，瘰疬，舌强不能言，口祸，口噤，牙痛，齿龋，颔颊肿，目不得闭，唇吻瞤动不止，颔肿连面，恶寒，风瘇面肿，寒热。

人迎：喉结旁一寸，大筋外，仰面取之。以候五气，亦名五会，意云五脉之交会也。诊法以此为大迎，人迎当云脉所迎之处也。禁灸。

水突：人迎下，气舍上，二穴之中，以夹天突之旁名也。治咽喉肿，咳逆上气，呼吸短，气喘不得息。

气舍：人迎下夹天突旁。胃气至此，一舍停止，交出手阳明之上，乃下缺盆，行胸腹也。治喉痹，咽肿，咳逆上气，瘿瘤，项强不得回顾。

缺盆：肩前横骨陷中。言骨似破缺之盆名之，此位略宽，至下则按乳而行。可灸。治瘰疬，喉痹，咽肿哽，咳嗽，缺盆中肿，外溃则生胸中热满，腹大水气。

气户：巨骨下，俞府两旁各去二寸，仰面取之。自气舍交大肠，循缺盆入胸，此为胃气下行之门户也。治胸胁支满，胸背急不得喘息，喘逆上气，食不知味。

库房：气户下一寸六分。与屋翳二穴夹中行紫宫、玉堂，二行彧中、神藏，故取义房屋库者，言仓库之属也。翳，隐曲也。治多唾浊沫，脓血，肺寒，胸胁支满，咳逆上气。

屋翳：库房下一寸六分。治咳逆上气、喘咳、多唾浊沫、脓血、身体皮肤病不可近衣，淫泺，瘛疭不仁。

膺窗：屋翳下一寸六分。下为乳中，此膺部之窗牖也。治胸满短气，唇肿，乳痈，寒热，坐卧不安。

乳中：当乳正中。禁灸。疮发多不治。

乳下：乳下一寸六分，当乳之根也。治乳痈不可忍，胸下满痛，臂肿，膺肿。

不容：平幽门，旁去一寸五分。直四肋端，夹中行巨阙、一行幽门，此近肝胆，乃清净不容混浊也。治呕吐，喘咳，口干，痃癖，胸背相引痛，腹满虚鸣，胁下痛重，肋积气，疝瘕。

承满：不容下一寸。此当胃之心，言满而不实，可以承之也。治上喘气逆，饮食不下，肩息，唾血，胁下肩痛，肠鸣腹胀。

梁门：承满下一寸。言梁肉之门路也，治胁下积气，饮食不思，大肠滑泄，骨不化。

关门：梁门下一寸。夹中脘之下建里，食关之旁，故言关门也。关者，此即下脘之位也。治积气肠鸣，卒痛泻利，不欲食，腹中气游走夹脐，急痰疟，振寒，遗溺，善满。

太乙：关门下一寸。治颠疾，狂，心烦吐舌。

滑肉门：太乙下一寸。夹水分，而二行无穴。未详，岂水为滑而谷为肉乎？治颠疾，呕逆，吐舌。

天枢：平脐，大肠募。言应列宿之星位，仰手向天，挺其足指至地，此为当中也。治浮肿，唾血，吐血，烦满呕吐，霍乱，夹脐切痛、时上攻心，肠鸣腹痛，不嗜食，肠胃游走切痛，狂言，久积，冷气绕脐切痛、冲心，腹胀，寒言泻利，食不化，女子月事不时、结成块。

外陵：天枢下一寸。未详。岂夹中注，外有陵而中有泉乎？治腹中痛，心如悬，下引脐腹痛。

大巨：外陵下一寸。治小腹胀满，烦渴，溃疝，偏枯，四肢不举，小便难，阴下纵。

水道：大巨下一寸。言水尿之道路乎？治腰背强急，膀胱有寒，三焦结热，小便不利，少腹满引阴中痛。

归来：水道下二寸。言交于足肝而下归于足也。治妇人血脏积冷、少腹奔豚、卵缩中痛、胎衣不出。

气冲：一名气街，来鼠蹊上一寸，动脉宛宛中，计天枢下八寸矣。既交于肝，下足，此为胃气之冲要也。腹胀，腰并小腹，男女诸病，肠中大热，不得安卧，腹中有逆气上攻心，腹胀满，腰痛不得俯仰，淫泺，月水不利，无子，溃散疝肿，难乳，子上抢心，痛难俯仰，阴中痛，两丸寒痛不可忍，身热腹中痛。

髀关：在膝上伏兔后交分中。外直环跳，言体之关纽也。治黄疸，痿，不得屈伸，腹内筋急。

伏兔：膝上六寸，又云膝盖上七寸。言肉起如伏兔状也。禁灸。

阴市：一名阴鼎，在膝上三寸，伏兔下，若拜而取之。自前向伏兔斜转向后，此为风市。皆治膝及疝，以他穴代。

梁丘：膝上二寸两筋间。未详，岂以膏粱之从本脉，此其立阜乎？治大惊，乳痛，寒痹，膝不能屈伸。可灸。

犊鼻：膝髌下，胫骨夹解大筋中。以膝眼象犊也。治膝中痛，不仁，难跪起，膝髌痈肿溃者不可治，不溃者可疗，若犊鼻坚硬不可便攻。

三里：膝下三寸，胻骨外廉两筋间，为合。以地之远近名也。治胃中寒，心腹痛满，胃气不足，目不明，胸中瘀血，乳痈，口苦，口噤，鼓颔，口㖞，喉痹，呕吐，闻食腥臭，肠鸣腹痛，食不化，食气水气蛊毒，痃癖，四肢肿满，膝胻痠痛，五劳羸瘦，七伤虚乏，狂妄，诸病皆治。人年三十以上，须灸此穴，乃不冲目。

上廉：三里下三寸，一名上下巨虚。言脉籍之以行也。治飧泻，腹胁支满，狂走，夹脐腹痛，食不化，喘急不能行，脏气不足，偏风，腿痠手足不仁，小便难。

条口：下廉上一寸。未详。禁灸。

下廉：上廉下三寸。上巨虚，胃偕大肠脉行；下巨虚，胃卫小肠脉行；相并而行，犹之兽之有巨虚也。治少腹痛，飧泄，次指间痛，唇干，涎出不觉，不得汗出，毛发焦，脱肉，少气，胃中热，不嗜食，泻脓血，胸胁少腹痛，暴惊狂，言非常，女子气痛，喉痹，胻肿，足跗不收，小便难，胫跗痛。

丰隆：外踝上八寸，下廉胻外廉陷中，别走太阴。岂外廉上至此而肉渐丰厚乎？治厥逆胸痛如刺，腹中切痛，大小便难，头痛，面浮肿，风逆，四肢肿，身温，喉痹难言。

解溪：冲阳后一寸五分，经。言脉至此解一支走中指也。治目眩，头痛头风，面浮肿，颜黑，厥气上冲，腹胀，大便下重，瘈惊，膝股胻肿，转筋，齿舌肿，颠疾，烦心，悲泣，霍乱。

冲阳：足跗上，去陷谷三寸，为原。此其所过之原，为冲要也。治偏风，口眼㖞斜，肿肘，齿龋痛，发寒热，腹坚大，不嗜食，热病汗不出，疾疟，面目肿痛，狂歌，足缓不收。

陷谷：足大、次指间，本节后陷中，去内庭二寸，为输。本节后陷名之也，井注此为谷。治面目浮肿，水病，善噫，肠鸣，腹痛，热病汗不出，振寒，疟疾，胸胁支满。

内庭：次指外间陷中，为荥。或谓胃为中气，此其庭户也。治四肢厥逆，腹胀满，数欠，恶闻人声，振寒，咽中引痛，齿龋，口噤，口㖞，疟不嗜食。

历兑：次指之端，为井。治尸厥，口噤，面肿，喉痹，齿龋，气绝状如中恶，心腹胀满，口厥，恶风，鼻不涕，利黄，多惊，好卧，心痛，颈戾，胀满，不得息，寒热疟，不嗜食，足胫寒。

（三里附治：咳多唾，中消善饥，霍乱，胸中瘀，血虚身热，壮热，恶寒，心痛腹胀，肘痛，小腹坚，虫毒，丰隆治汗出，与复溜合用。）

足太阴脾

隐白：大指端内侧，为井。禁灸。

大都：大指内侧本节后陷中，为荥。治目眩，吐逆，烦热闷乱，心痛，腹满善呕，霍乱暴泻，手足逆冷，热病汗不出。

太白：足内侧核骨下陷中，为输。治头痛重，项痛，呕吐，逆气，霍乱，腹中切痛，腹胀，食不化，胸胁胀痛，身热烦闷，肠鸣泻脓血，腰痛，大便难。

公孙：本节后一寸，别走阳明络，为原。公孙通冲脉，至胸，有父道，内关为母，通阴维脉。治头重项痛，心痛卒，面肿，烦心，狂言，胃脘痛，腹虚胀如鼓，痰壅膈闷，胸胁痛，膈食反胃，腹鸣寒疟，不嗜食，伤寒，结胸，里急，肠风下血，脱肛，妇人胎衣不下。

商丘：内踝下微前陷中。所行历此，内踝之丘陇也，商之为言行也，为经。治心悲气逆，心下有寒，脾痛，脾热，脾虚，腹胀，肠中鸣，心烦，骨痹，癫痫，痰疟，身寒，善太息，痔疾，骨疽蚀，狐疝，上下小腹坚，坚痛下引阴中，绝子，梦魇，血痢后重，腹内痛。

三阴交：内踝上三寸。足三阴之交会，前肝中脾后肾至此交关之处也。治逆气痃癖，腹中寒，脾病身重，腹胀，肠鸣溏泻，食不化，夹股内痛，四肢不举，身重足痿，小便不利，女子漏不止。有狂慎灸。

漏谷：内踝上六寸。禁灸。

地机：膝下五寸。其脉自阴交而上，至此交过肝经之上，如经纬至综以名机乎？治溏泄腹胀，胁气胀，水肿腹坚，不嗜食，腰足痛，颠疾，精不足，女子血瘕，按之如汤，两股内至膝背痛，小便不利。（大包为上部，地机为下部。）

阴陵泉：膝内辅骨内侧下陷中，为合。膝象为陵、血浚为泉乎？

血海：膝上内廉白肉际二寸。言其为血所生之海也。

治一切血病，女子漏下恶血，月事不调，逆气腹胀，经闭。

箕门：鱼腹上越筋间，动脉应手，血海上六寸。前有地机，此为机门，其地隐曲少用。治淋遗溺，鼠蹊肿痛，小便不通。

冲门：去大横五寸，府舍下，横骨端。足太阴、厥阴之会。自箕门而上，过交胃脉之前，复过肝脉，乃上于胸，此为腹直冲之门也。治腹寒，气满积聚，淫泺，阴疝，难乳。

府舍：腹结下三寸。足太阴、厥阴、阴维三脉交会，入腹，络肝脾，结心肺，从胁上至肩。言其交过肝经之次舍也。治疝瘕，脾中急痛，厥气，霍乱，积聚，循胁上下抢心。

腹结：大横下一寸三分。言大小肠盘回曲结之所。治厥逆，绕脐痛，上冲抢心，腹寒泻痢。

大横：腹哀下三寸五分，直冲脐旁。言自脐而大横之此，为四行尽处也，故言大。治大风逆气，多寒善悲，腹热欲走，四肢不可动，多汗，洞泄。

腹哀：日月下一寸五分。禁灸。

食窦：天溪下一寸六分，举臂取。直乳根后乎大包，脾者，以主饮食之窦也。治胸胁支满，肠间雷鸣，常有滀漉漉水声。

天溪：胸乡下一寸六分，仰而取之。治胸中满痛，乳肿，贲膺咳逆上气，喉中作声。

胸乡：周荣下一寸六分。治胸胁支满，引胸背痛，卧不得转侧。

周荣：中府下一寸六分。大包在下，此向腋周转而下，注于脾大包络，故名周荣也。禁灸。

大包：渊腋下三寸。脾之大络而胸胁中，在九肋间。治腹有大气不得息，胸胁中痛，实则其身尽寒，虚则其身百节皆纵。

胃经自鼻交入齿、夹口循颐，有循额颅而下胸腹，至气冲而合，下髀自伏兔入膝，循胻下跗足，其支下膝三寸为三里，故所入为合，而别入足中指外间，则诸书取本经井穴或以为在中指者，有由也。又一支走出足大指者，络脾也。

凡饮食入胃，散精于脾，淫气于筋，浊气归心，淫精于脉，气归于肺，肺朝百脉，输精于皮毛，下输膀胱，其脾经主各候附脾，此病怕水音者，克土也。狂走者，阳盛则升也。头腹足皆治者，足三阳走足无不到而胃又为宗府也。

脾经起大指内端，上腹侧，抵周荣，下大包，属脾络胃，上膈，夹咽，连舌本。支从胃注心。其病舌强，吐，胃痛腹胀，癫痫，身重，烦心，痁泻，黄疸，欠伸，足本部厥。

其诸穴治症，大都治目，章门、公孙治面，天溪治喉，余皆治胸腹、小腹至足也。

手少阴心

极泉：腋下筋间动脉处。言立此为极，与心包天泉相近也。治目黄，喉干，心痛，干呕，烦渴，胁满痛，臂肘厥寒，四肢不收。

青灵：肘上三寸，举臂取之。言心为至灵，此为青冥居上也。治脑风，臂不能举，振寒。

少海：肘内廉横纹尽处，曲手取之，为合。言少阴所为渊之海也。治脑风，头痛，目眩，齿寒痛，项强，呕吐涎沫，腋胁下痛，肘挛，四肢不举，癫痫吐舌，寒热汗出。

灵道：去掌后一寸五分。言心灵所行之道路也。治心痛，悲恐，相引瘛疭，暴瘖。

通里：腕后一寸值大陵，为络。言其值大陵，此其交通之里也。治头痛，面赤而热，目眩，心悸，臂肘臑痛，实则肢肿，虚则不能言，苦呕，喉痹，少气，热病，烦心，暴哑，遗溺。

阴郄：掌后去腕五分动脉。言少阴心之郄穴也。治衄血，心痛，失音，霍乱，胸中满，洒淅振寒，厥逆惊恐。

神门：掌后锐骨端，为输。神明之官此其门路也。治咽干，不嗜食，心痛，数噫，恐怖，少气不足，喘逆，痎疟，心烦甚欲得冷饮，手臂寒，呕血，身热，狂，悲，笑，喉痹，恶寒则欲处温中，遗溺，大人小儿五痫。

少府：小指本节前后陷中，为荥。少阴所流，如传送之府也。治烦满少气，畏人，悲恐，掌中热，肘腋挛急，胸中痛，手倦不伸，嗌中有气如息肉状，阴痛阴痒，遗溺。

少冲：中指端内侧，为井。少阴心之冲也，冲之为言，而未盈也；井，蒙泉也。治热病烦满，上气，心痛，掌中热，胸中痛，口中热，项中酸，痎，咽冷少气，悲恐善惊，手掌不伸，引肘腋痛，乍寒乍热，惊痫未出。

手太阳小肠

少泽：小指端外侧去甲一分，为井。自少阴心而络通于此，彼以少冲名，此以少泽名，泽取井养，少从少冲也。治喉痹，舌强，目生翳覆睛，口渴，心烦，咳嗽，臂痛，颈项急不可顾，瘛疭，寒热汗不出，唾如胶，小指不用。

前谷：小指外侧本节前陷中，为荥。所流为谷，自泽而初行也。治耳鸣，颔肿，喉痹，咳嗽，衄血，项痛，热病汗不出，痎疟，颠疾，小便赤。

后溪：本节后陷中，为输。所注为溪也。治目赤生翳，鼻衄，耳聋，胸满，颠疾，身热恶寒，痎疟，寒热，项强不得回顾。

腕骨：手腕外侧锐骨下陷中，为原。以腕后突骨名之也。治头痛，耳鸣，目冷泪，项颔肿，烦闷，寒热，胁下痛不得息，狂惕，痎疟，热病汗不出，偏枯，臂不得屈伸，瘛疭，五指掣，惊风。

阳谷：外侧腕中锐骨之下陷中，为经。以太阳所行之越骨为陵，此为下陷之谷。治目眩，耳鸣耳聋，项颔肿，烦闷，寒热，偏枯，血痛，胁痛，齿龋痛，臂腕外侧痛不能举，颠疾，狂走妄言，左右顾，热病汗不出，瘛疭，腹满，痔痛，阴痿。

养老：腕骨上一空，在后一寸陷中。未详，岂以治目不明而云者耶？治目视不明，肩欲折，臂如拔，手臂痛不能自上下。

支正：腕后五寸，别走少阳。未详，岂腕后五寸去肘一尺，治臂肘不正，此为中正乎？治头痛，目眩，颔肿，肘挛，风虚惊恐，狂惕，生睆目，寒热消渴，善食，腰胻痠。

小海：肘尖内大骨外，去肘尖五分，屈肘向头取之，为合。小肠经所入为合，所为海也，与心经之以少海名也。少海与小海二而一也。治齿龈肿，颈项痛，疡肿，振寒，肘腋肿，少腹痛，寒热，四肢不举，痫，吐舌，瘛疭，癫狂，寒疟风疟。

肩贞：曲胛臂下两骨解间、肩髃后陷中。贞者正也，当肩之正也。禁灸。

臑俞：肩髎后大骨下，胛上廉陷中。足太阳、阳跷、阳维之会，臑对腋之称也，俞注也，合也，言手太阳至此与阳跷、阳维之足经会也。治寒热肩肿，引胛中痛，臂痠无力。

天宗：秉风后大骨下陷中。天者，至高之位也；宗者，手太阳脉气所发也。治壅痛肿，肩臂下、肘臂外后廉痛。

秉风：在肩上小髃后，举臂有空。言举臂有空，举为秉风有空乎？治肩痛不能举。

曲垣：肩中曲臂陷中，按之应手痛。肩曲臂中曲如垣也。治肩痛肘痹，气注肩膊拘急，痛闷引项急，寒热。

肩外俞：在肩臂上廉去脊三寸。自肩贞至此，属肩部，背部止中俞。治目及喉胃，治肩臂痛热而寒至肘。

肩中俞：肩臂内廉去脊五寸陷中。去脊近者为内，远者为外也，俞言近于腑脏之俞也。治目视不明，寒热咳嗽，上气唾血。

天窗：颈大筋前、曲颊下、扶突后动脉应手陷中。一云完骨下发际上颈，二云大筋动脉应手。治耳鸣耳聋，不开喉，口痛，暴瘖不能言，颊肿，肩背痛引项不得回顾。

天容：耳下曲颊后。自肩贞起属肩部，天窗、天容侧项部，本脉至此为近，上窗者在项，位缺盆之上，值耳际，岂为窗、为牖、为容，皆一义乎？天牖属三焦经皆上于此。

颧髎：面颧骨下廉锐端。禁灸。

听宫：耳下曲颊端陷中，一云耳前珠子之旁。言为听事之宫也，手足太阳、少阳之会。治耳聋如物塞不闻，心胸满，臂痛，失声口噤。

心经络小肠，上目、耳，抵鼻，而心则治目而不治耳、鼻、其心腹部也，兼治遗溺者，小肠也。

小肠经起小指，上肩解，绕肩臂，交肩上，入缺盆，向腋，络心，循咽，下膈，属小肠。其支别者，从缺盆循颈上颊至目锐眦，却入耳中；其支者，别颊上䪼、抵鼻，至目内眦，斜络于颧。各穴治五官两咽腹背诸病。

足太阳膀胱

睛明：目内眦红内陷中。言目睛之明朗所生也。禁灸。

攒竹：眉头陷中。攒双眉则如竹叶也。禁灸。

眉冲：直眉头上神庭、曲差之间。眉上近中之处，直冲而上也。禁灸。

曲差：神庭旁一寸五分。额际曲角之处也。治头项痛，目不明，身烦热，心烦满，汗不出。

五处：上星旁一寸半。治目不明，头风，目眩，瘛疭，目戴上，不识人，脊强反折，颠疾。

承光：五处后一寸半。未详，禁灸。似言上穴通天之牖，此其承光照也。上一寸三分为通天穴，可灸，慎之。

通天：承光后一寸三分。上为脑，下为鼻，言气之通于巅也。治头痛，鼻塞，多涕，目生白膜，口㖞，呕吐，心烦，鼽衄，有疮，头重，暂起强仆。

络却：通天后一寸半。言头颅经络之郄隙也。治青风内障，目无所见，头旋耳鸣，癫狂，强仆，瘛疭，腹胀满，不得息。

玉枕：络却后一寸半，夹脑户旁一寸三分。起玉枕骨，入发际上，起骨为吉相，其贵如玉也。治目痛不能视，脑风疼不可忍，因失枕头重及项痛，强仆，头半边寒痛。

天柱：夹项后发际大筋外廉陷中。头下背，此为至上之柱也。《明堂》禁灸，《外台》许灸，今从《铜人图经》。

大杼：第一节骨左右各开一寸半，连脊二寸。言一身之大杼轴也。治头痛，项强，目眩，身热，喉痹，风痨，气喘咳嗽，胸口郁郁，瘛疭，振寒，气实胁满，伤寒汗不出。

风门：二节各去一寸半。言伤于风寒者，为所治之门户也。治伤寒项强头痛，目瞑多嚏，鼻鼽，出清涕，风痨，呕逆上气，胸脊角喘气，卧不安。

肺俞：三节各去一寸半。凡言俞者，本经所注也。治上气呕吐，支满，不嗜食，喘满虚烦，口干，传尸骨蒸痨，肺痿咳嗽，目眩，失颜色，腰背强痛，寒热，偃背如龟，汗不出。

厥阴俞：四节去寸半。治逆气，呕吐，心痛，留结，胸中烦闷。

心俞：五节各去一寸半。《明堂》禁灸，《外台》许灸。

天钓惊风，健忘，呕吐，唾血。

膈俞：七节各去一寸半。膈上为心肺，下为诸脏，有隔膜之肉。治喉痹，咳而呕逆，胸满支肿而胁痛，膈胃寒痰，食不下，腹胀，胃脘暴痛，热病汗不出，身周痹，皆痛，腹中积癖，默默嗜卧，四肢怠惰，不欲动，身常湿，不能食，食则心痛，痰饮吐逆，痰疟，痃癖，吐逆，汗出，心痛，虚胀，骨痛。八节无俞。

肝俞：九节各去一寸半。治惊狂，衄衄，目䀮䀮生白翳，目上视，目眩，循眉头痛，咳引两胁急痛，不得息，转侧难，撅胁下与脊相引而反折，唾血，短气，寒疝，少腹痛，中风痉痓，热痓不食五辛，患雀目。

胆俞：十节各去一寸半。治头痛，口苦，目黄，口干，咽痛，食不下，心腹胀满，呕则食，无与吐出，振寒汗不出，胸胁不能转侧，腋下肿，短气痰闷，食难下，不消。

脾俞：十一节各去一寸半。治痃癖，积聚，腹胀引胸背痛，腋下漏，泻利，体重，四肢腹痛，不嗜食，饮倍多，身渐羸弱，黄疸，善欠，夹疟寒热，腰脊强急，热痛。

胃俞：十二节各去一寸半。治胃中寒，腹胀，不嗜食，引胸背痛，胁下满，痰疟，寒热积痛，筋挛，食倍多，身渐羸瘦，肠鸣腹痛，痃癖积聚，泻利，四肢不收，体重不安，黄疸。

三焦俞：十三节各去一寸半。治目眩，头痛，吐逆，饮食不下，肩背拘急，腰脊强不得俯仰，肠鸣腹胀，水谷不化，腹痛。

肾俞：十四节各去一寸半。前为肾关肓俞。治肾虚耳聋，目视䀮䀮，少气，虚劳羸瘦，水脏久冷，心腹胀，两胁满引少腹急痛，五劳七伤，虚惫，脚膝拘急，溺血，小便浊，出精，阴中痛，足寒如冰，头重身热，洞泄，身肿。

气海俞：十五节各去一寸半。前有气海。

大肠俞：十六节各去一寸半。治腰痛，肠鸣，腹胀，绕脐切痛，大小便不利，洞泄，食不化，脊强。

关元俞：十七节各去一寸半。治风劳腰痛，泻利，虚腹，小便难，妇人瘕聚诸证。

小肠俞：十八节各去一寸半。治小便赤涩淋沥，少腹绞痛，脚肿，短气，不嗜食，大便脓血出，五痔疼痛，妇人带下。

膀胱俞：十九节各去一寸半。治风劳，腰脊痛，小便赤涩，遗溺，阴生疮，少气，足胻寒，拘急不得屈伸，女子瘕聚，脚膝无力，热痓。

中膂俞：二十节各去一寸半。治肠冷，赤白痢，肾虚，消渴，汗不出，腰脊不得俯仰，腹胀胁痛，虚渴，汗出，疝，寒热痎疟，反折。

白环俞：二十一节各去一寸半。禁灸。

上髎：第一空腰髁下，夹脊，足太阳、少阳络。治鼻衄，呕逆，寒热疟，腰膝冷痛，妇人绝嗣，阴挺出，不禁白沥[2]。

次髎：第二空。治疝气下坠，腰脊痛不得转摇，急引阴器痛不可忍，腰以下至足不仁，背膝寒，小便赤淋，心下坚胀，妇人赤白沥下。

中髎：第三空，厥阴、少阳所结。治五劳七伤六极，腰痛，大便难，腰腹胀，下利，小便淋沥，飧泻[3]，妇人绝妊。

下髎：第四空，足太阳、厥阴所结。治腰痛不得转侧，女子下苍汁不禁，中痛引少腹急疼，大便下血，寒湿内伤，肠鸣欲泻。

会阳阴：尾骨两旁，督脉气所发。治腹中冷气，泻利不止，久痔，阳气虚乏，阴注湿腹寒泻，肠癖便血。阴阳者，向

---

2 原文作“不禁”，参考《针灸甲乙经》“女子绝子，阴挺出，不禁白沥，上髎主之”应为“不禁白沥”。

3 原文作“食洩”，参考《针灸大成》应为“飧泻”之误。

前会阴此会阳，二行三行分为两，此则并而合会。

上次中下髎以空髁为准，近脊骨入二行之次，以后又三行穴。

背二三两行，若二行去脊二寸，然以正骨一次计，其实寸半也，三行则去三寸半，上自九柱分，下至会阴合。

附分：在二节骨附项内廉两旁各去三寸。附中行二行而分为三行也。治头项肩背痛，急风冷客于腠理，项强不得回顾，风劳，肘臂不仁。

魄户：三节骨各开三寸，太阳发。肺藏魄，此为门户。治项强，咳逆上气，肩背痛，呕吐烦闷，虚劳，五尸走疰，寒热，劳损，萎黄。

膏肓：四节各开三寸，求穴勿为臂骨所掩，五节上四肋之间臂骨里。主治无所不疗，五劳七伤，上气咳逆，羸瘦虚损，梦中失精，发狂，健忘，昔人所不能治者。

神堂：五节各开三寸。神明之堂，字言心也。治肩痛，腹满，洒淅寒热，臂脊强急。

譩譆：六节各开三寸。凡以指按此，则本人自说譩譆。治目眩，鼻衄，喘逆，腹痛，肩膊内廉痛不得俯仰，腋拘挛，暴脉急引胁，虚损，不睡，热病汗不出，温疟，寒痓，至心热，寒疟，痎疟久疟。《素问》云，大风汗出灸此。

膈关：七节各开三寸。膈膜之关塞也。治背痛，恶寒，食不下，呕哕，多涎唾，脊强不能俯仰，胸中噎闷。

魂门：九节各开三寸。肝藏魂也。治饮食不下，腹中雷鸣，大便不节，小便赤黄，呕吐不住，多涎。

阳纲：十节各开三寸。治身热，目黄，面黄，怠惰，不嗜食，腹胀满，大便泻利，小便赤涩，肠鸣，消渴，身热。

意舍：十一节各开三寸。脾主意。治目黄，目赤，消渴，腹满虚胀，大便滑泻，背痛及风寒，饮食不下，呕吐不止。

胃仓：十二节各开三寸。仓廪之舍。治虚胀水肿，饮食不下，恶寒，脊强。

肓门：十三节各开三寸。前为肓俞。治心下肓，大便坚[4]，妇人乳有余疾。

志室：十四节各开三寸。肾主志。治食饮不消，腰脊强痛，腹中坚急，阴痛下肿，失精，小便失禁，淋沥。

胞肓：十九节各开三寸。膀胱之胞，此其系属下也。治少腹坚急，腰痛，恶寒，癃闭，重不得溺，小便涩痛，腰背卒痛。

秩边：二十节各开三寸。似云如衣之边也，此为裕。治腰痛尻重，不能俯仰，小便赤涩，五痔发肿。

承扶：尻臀下股阴冲上纹中。禁灸。

殷门：肉郄下六寸。禁灸。

浮郄：委阳上一寸。治小肠热，大肠结，股外经筋急，髀枢不仁，膀胱经热。

委阳：三焦下腑腧也，在足太阳之后、出于腘中外廉两筋间、承扶下六寸。治头颈筋急，腋下肿痛，胸满膨膨，筋急，身热，腰痛脊强，瘛疭，癫疾，飞尸遁疰，痿厥不仁，小便淋涩，引阴中，小腹坚痛。

委中：腘中央，为合。太阳之原委自此中，分一支上冲环跳，一支上委阳、殷门、承扶而上会阳也。治热病，不屈伸，取血可愈，腰痛。禁灸。

合阳：腘下二寸。上至委中而合，此下委中二寸，言膀胱所合也。治腰脊强引腹痛，阴股热，膝胻痠重，履步艰难，寒疝，阴偏痛，癫疝阴肿，肠澼，女子崩中。

承筋：腨肠中央。其承者何经筋？言阳陵泉为筋之会，

4 原文作“心下肓大坚”，《针灸大成》载“主心下痛，大便坚，妇人乳疾”，参考改之。

此当其下廉，承之也。治鼽衄，霍乱，腰背拘急，寒痹转筋，肢肿，大便难，脚腨痠重，引少腹痛。

承山：腨肠分肉之间。近于外丘，此当其下，故曰承也。治霍乱，腰背痛，转筋，腹痛疝气，大便难，瘛疭，胻痠痛，脚腨重，战栗不能立，脚气，膝下肿，久痔肿痛，寒热汗不出。

飞扬：外踝上七寸，太阳络。言太阳既附而上，此则可以飞越胆少阳经斜络也。言能行步而飞也。治头目眩，鼽衄，颈项痛，逆气，颠疾，腰痛，寒疟，狂疟，痓，反折，历节风，足指不得屈伸，野痔，痔疝伤痛。

跗阳：足外踝上三寸，阳跷郄，太阳前、少阳后、筋骨之间，阳跷之郄。言阳跷自足跗而上也。治头重，頔痛，痿厥，风痹不仁，髀枢股胻痛，厥，瘈，时有寒热，四肢不举。

昆仑：足外踝后、跟骨上陷中。治鼽衄，头痛，咳喘，肩背拘急，暴满，头热目痛，痫疭，腰尻痛，足腨肿不得履地，脚如结，踝如裂，小儿痫，瘛疭，阴肿炷如小麦，腹痛胀，大便洞泄，霍乱，疟，多汗，吐逆，咳喘，暴痛。

仆参：跟骨下陷中。至卑之地，如仆，此其恭随也，位在足跟。治霍乱，吐逆，癫痫，狂言见鬼，厥如中恶状，吐舌鼓颔，足跟痛，不得履地，脚痿转筋，小儿马痫反折。

申脉：外踝下陷中，容爪甲白肉际。膀胱经属申位，故言申脉也。禁灸。

金门：外踝下，足太阳郄、阳维所别属也。申酉为金，此其门户也，又在申脉之上。治霍乱转筋，膝胻痠，不能久立，颠疾，马痫反张，暴死尸厥，暴疝，小儿痫，摇头反折。

京骨：外侧大骨下，白肉际陷中，为原。骨之言京何也？谓本脉至原而有高丘之突也。治眩目，内眦赤烂，目白翳，鼽衄不止，项强，痓，癫狂，肠澼，腰背强痛，发疟，痎注，寒热疟，淋涩，善惊，不欲食。

束骨：小指本节后陷中，为输。束者何也？言历京骨至此，有筋脉输之也。治目眩，内眦赤烂，耳聋，恶风、项强，癫狂，肠癖，腰如折，腨如结，大便头痛，疟疾，从胻骨至髀骨中痛。

通谷：小指本节前陷中，为荥。言将通于肾之然谷也。治头重，目眩，善惊，鼽衄，项痛，目䀮䀮，咽疮，心怖，数欠，积结留饮，胸满不食，热病汗不出。

至阴：小指外侧，为井。言至小指端，则连于少阴肾经也。治目生翳，鼻塞，头重，烦心，上下滞，转筋，风寒从足小指起，脉痹，足下热，寒热汗不出，鼻清涕，耳鸣耳聋，小便不利，失精，胸胁痛无常处。

金门一穴未尽症治，委阳一穴参入《外台》灸证，昆仑一穴尚治转筋、尸厥、中恶。

足少阴肾

涌泉：足掌心宛宛中，屈指乃得，为井。肾为水，此其泉之始达也。治目眩，喉痹，咳嗽，身热，胸胁满，心中结热，心痛，不嗜食，风脉，风痫，妇人无子，热喘寒厥，男子如蛊，女子如妊，五指端尽痛，足不履地，引入腹中痛。

然谷：踝前起骨下陷中，为荥。泉流此为涧谷也。治喉痹，舌纵，舌肿，咽内肿，咳唾血，烦闷，消渴，涎出，呼吸少气，心恐惧如人将捕，寒疝，少腹胀，上抢胸胁，淋涩，女子不孕，男子精溢，初生小儿脐风，口噤，痿厥，洞泄，阴缩，湿疟，足跗肿不履地。

太溪：内踝后，跟骨上动脉陷中，为输。注此成溪，其流渐大也。治咽肿唾血，呕吐，口中如胶，咳逆，嗽，不嗜食，心痛如锥刺，善噫，胁痛，瘦脊，手足厥冷，喘息几死，热病汗不出，嗜卧默默，痃癖，寒热积聚，与阴相通，溺黄，消瘅，大便难，足膝不仁，热病少汗，黄疸。

大钟：足后跟冲中，走太阳、足少阴络，为经。水行而流将大，其钟毓也。治实则小便淋闭洒洒，腹脊强痛，大便闭涩，嗜卧，口中热，虚则呕逆，多寒欲闭户而处，少气不足，胸胀喘息，舌干，咽中食噎不得下，善惊恐，不乐，喉中鸣，咳唾血。

水泉：去太溪下一寸，内踝下，为原。犹言涌泉也，涌为井，此为原，外踝下跟为仆参，于泉在地也。治月事不来，来即多，心下闷痛，目䀮䀮不能远视，阴挺出，小便淋涩，腹中痛。

照海：内踝直下白肉际。言与然谷相照而为善下之海也。治嗌干而肢懈惰，善悲不乐，久疟，卒疝，少腹痛，呕吐，嗜卧，大风偏枯，半身不遂，女子淋涩，阴挺出。

复溜：足内踝上二寸。言汗出不止，溜而可复，水病不渗，复而可留也。治起坐目䀮䀮，善怒多言，舌干，涎自出，腰脊内引痛，不得俯仰，足痿不收履，胻寒不自温，腹中雷鸣，腹胀如鼓，四肢肿，水病，溺青黄赤白黑(青取井、赤取荥、黄取输、白经、黑合)，血痔，泄后重，五淋，小便如散火，骨寒热，汗注不止。

交信：踝上二寸，少阴前、太阴后，阴跷之郄。信之为言申也，少阴前、太阴后交申而上行也，交者，三阴之交也。治气淋，痛疝，阴急，腹引腨内廉骨痛，又泻利赤白，女子漏血不止。

筑宾：内踝上腨分。治小儿胎疝痛，不得乳，颠疾，狂言，吐呕沫，足腨痛。

阴谷：膝内辅骨后大筋下、小筋上，屈膝取，为合。治舌纵，涎下，膝痛如锥[5]，不得屈伸，烦逆，溺难，少腹急引阴痛，

5 原文作“离”，难理解，参考《针灸大成》“膝痛如锥”改之。

股内廉痛，妇人溺血不止，腹胀满，不得息，小便黄，阴痿，男子如蛊，女子如狂。

以下上腹二行：

横骨：大赫下一寸。以近髀枢之骨下横也。治腹胀，小便难，阴器纵伸痛，五脏虚竭，失精，阴肿。

大赫：气穴下一寸，足少阴会。治男子阴器结缩，茎中痛，虚劳，失精，阴肿，女子赤带。

气穴：四满下一寸，冲脉、足少阴会。治奔豚而上，崩漏而下，以气行血之莞纶也；又治奔豚，上下引腰脊痛，泻利不止，月事不调，经水不通。

四满：中注下一寸。血气积、水湿、凡各胀满皆可治也，意其所以治而命之也。治脐下积聚，疝瘕，肠澼，切痛，振寒，大腹石水，妇人恶血，绞痛。

中注：肓俞下一寸。中气下注由于此，观其所治，小腹热，大便燥而意之也。治小腹有热，大便坚燥不利。

肓俞：商曲下一寸脐旁。背有肓门，言肾所注也。治大腹寒疝，大便干燥，腹中切痛，小腹有热。

商曲：石关下一寸。商阳为大肠，此为商曲，言大肠回叠之位。治腹中积聚，肠中切痛，小腹有热。

石关：阴都下一寸。上治心满，下治泄泻，此为坚固之关也。治脊强不开、多唾、大便秘涩、心满、痓、反折、妇人无子、脏有恶血上冲、腹中绞痛不可忍。

阴都：通谷下一寸，少阴肾之都会也。治多，身寒热，虚病，心下烦满，气逆多喘，唾呕沫，肠鸣，热疟，便难，妇人无子，胞中恶血，痛不可忍[6]。

通谷：幽门下一寸。通越上下，此为谷窍也。治暴哑，

6　原文作“不可忍”，参《针灸大成》“痛不可忍”改之。

头痛，目昏，鼻清涕，项强，失欠，咽喉不利，口㖞，心中郁愦，惊怖，吐呕，胸满，留饮，癖积。

幽门：夹巨阙旁一寸五分。幽隐之第一门也。治胸中引痛，心下烦闷，逆气，里急，支满，不嗜食，数欠，健忘，泻利脓血，少腹胀满，呕沫吐涎，喜唾，女子心痛，逆气善吐，食不下。

以下上膺二行俱足少阴脉气所发：

步廊：神封下一寸陷中。上步于膺，此为廊庑。治鼻塞不通，胸胁支满，呼吸少气，喘息不得。

神封：灵墟下一寸。神明之封疆也。治乳痈，呕逆，胸满不得息，洒淅恶寒。

灵墟：神藏下一寸。灵妙之墟也。治胁支满引胸，不得食，咳嗽，呕吐，胸满，不嗜食。

神藏：彧中下一寸。不测之藏受也。治胸胁支满，咳逆，喘不得息，呕吐，胸满，不嗜食。

彧中：俞府下一寸。两在彧然其中存也。治咳逆不得息，胸胁支满。

俞府：巨骨下璇玑旁各去二寸陷中，仰而举也。膺背各俞，此为大府。治咳逆，不能食饮，胸胁支满，不嗜食，呕血。

胸二行及腹二行皆治本位，不治脚，上通治头目也，又未至足，则涌泉、复溜治目，涌泉、太溪、照海治嗌，然谷治喉。

膀胱经分野自头而背而足，行历最远，故治症最多，且背部为脏腑注俞，又与肾为表里，与小肠为联属，故治头腹诸病者，取之本经之足，治腹胁诸病者，取之本经之背。所谓取精多而用物宏也。

肾经为男女命脉之门，纵贯脊中，贯肝膈，入肺，循喉，夹舌，注胸，但不至巅耳。一切耳目喉咽上下中部俱治之，灸法补水益源，元于此经为尤窍妙。

手厥阴心包

天池：在乳后一寸、腋下三寸，著胁直腋橛肋间。心包主血，天池者，言血之宗海也。治寒热，胸膈烦满，头痛，四肢不举，腋下肿，上气，胸中有声，喉中鸣。

天泉：曲腋下二寸，举臂取。池水溢于臂，此为泉源也。治心病，胸胁支满，咳逆，膺背胛间、臂内廉痛。

曲泽：在肘内廉陷中，为合。肘曲为本经之会，此其大泽也。治心痛逆气，呕血，呕涎，身热烦渴，口干，善惊，伤寒湿病，血热，风疹，臂肘手腕善动摇，肘瘈掣痛。

郄门：腕上五寸，对三阳络。言与三焦互络之郄门也。治心痛，衄血，呕哕，惊恐畏人，神气不足，头痛。

间使：掌后三寸。言此间行往之使也，为经。治卒心痛，心悬若饥，卒狂，胸中澹澹，恶风寒，咽中如鲠，呕吐，怵惕多惊，瘖不能语，掌中热，腋肿，肘挛，热病烦心，胸痹善哕。

内关：掌后二寸，为络。与外关应，所过之关也。治目赤，支满，中风，肘挛，实则心暴痛，虚则心烦惕。

大陵：掌后两筋间陷中，为输[7]。劳宫历掌骨，此其丘陵也。治身热头痛，喉痹，口干，目赤，短气，呕逆，胸胁痛，肘挛，腋肿，热病汗不出，狂言，不乐，善笑不休，心悬若饥，舌本痛，疟疾，小便如血，疮疥，悲泣，惊恐。

劳宫：在掌心中央，屈无名指取之，为荥。手劳于把握，此其都宫也。治口中臭，目黄，衄血不止，气逆呕哕，烦渴，饮食不下，黄疸，胸胁支满，痛不可转侧，热病三日汗不出，

7　原文无，根据前后文描述一致性增加。

咽嗌痛，口中烂，手痹，大小便血。

中冲：中指端内侧正取，为井。心包居中，此其冲气也。治舌强，热病烦闷，汗不出，掌中热，身如火，心痛烦闷。

手少阳三焦

关冲：手四指端外侧，为井。言中冲为心包至此关会也。治目生翳膜，视物不明，风眩，喉痹，舌卷，舌本痛，口干，头痛，心烦，霍乱，臂外廉痛，手不及颈，肘痛不能自带衣，胸中气噎，不嗜食，热病烦闷汗不出，身热如火，气逆不得卧。

液门：小指次指间，本节前陷中，为荥。三焦以气生津、不汗者可以汗，为门路也。治目涩目眩，头痛，面热面肿赤，齿痛，咽外肿内如息肉，耳痛聋鸣，寒厥，痎疟，无汗，风寒热，呼吸短气，喜惊，臂痛不能放下。

中渚：小指次指本节后陷中，为输。所注为渚。治头重痛，目眩，咽肿，目生翳膜，颔肿热痛，面赤，肘臂痛，五指不得屈伸，久疟热病汗不出。

阳池：手腕上陷中，为原。与大陵对，此为气之阳所聚也。禁灸，《外台》可灸三壮。治寒热疟，或因折伤手腕、提物不得、肩臂痛不得举，热病汗不出。

外关：腕后二寸陷中，少阳络。气为卫居外，血为荣居内，与内关对值也。治耳浑浑无所闻，肘臂不得屈伸，五指尽痛，不能提物。

支沟：腕后三寸两骨间陷中，为经。治面赤目赤，嗌，霍乱呕吐，口噤，不闻，暴哑不能言，真心痛，肩臂痠重，胁腋肿，四肢不举，热病汗不出，马刀肿，瘍漏，疮疥，女人脊急。热病不汗，此为支络所交，沟洫所流也。

会宗：腕后三寸，空中一寸。前后为支，曰络，此为会合之宗门也。治耳聋,肌肤痛,风痫。

三阳络:臂上大交、支沟上一寸。手三阳之交络也。治耳之卒聋,齿龋,暴瘖不能言,嗜卧,身体不欲动。

四渎:肘前五寸陷中。言至此独行,如地有四渎,上应天星也。治暴气耳聋,齿龋痛,呼吸短气,咽中如息肉状,下牙痛。

天井:肘外大骨后,肘后一寸两筋间陷中,为合。言三焦天气入而会为渊井也。治心胸痛,咳逆上气,唾脓,不嗜食,捩颈肩痛,咳嗽脓血,痿痹,麻木,癫痫,吐舌,羊鸣,惊怖,瘛疭,风痹臂肘痛,捉物不得,大风默默,不知所痛,疟食时发。

清冷渊:肘上二寸,伸肘举臂取之。天井初行此为冷冷之渊也。治臂肩不举,头痛,目黄,胁痛,振寒。

消泺:肩下臂外,腋斜肘分下行。此穴与小肠交互,似云交消互泺也。治寒热风痹,项痛,肩背急,头痛,项如拔。自此上肩,臑会、肩髎、天髎、头侧天牖、翳风、瘈脉、颅息、角孙、面四行丝竹、面侧禾髎。

臑会:肩前廉去肩头三寸。肩头廉为总会也。治项瘿,气瘤气肿,臂痛不能举,痓痛。

肩髎:肩端两骨间、臑上陷中。治肩重不可举,臂痛。

天髎:在肩缺盆中,上毖骨之际陷中央,手少阳、阳维之会。治背肘痛引颈,项急,寒热,缺盆中痛,汗不出,胸中烦闷各症。

天牖:头筋缺盆上,天容后,天柱前。天容、天窗之后,天柱之前,将上络耳,故名户牖也。天容可灸,在耳下,曲颊后,天柱在后,发际大筋外廉陷中,禁灸,此间宜慎。

翳风:耳珠后陷中,按之引耳中。耳后陷中,耳侧可以障风也。治耳聋,口眼㖞斜,失欠脱颔,口噤不开,吃不能言，颊肿，牙车急痛。

瘈脉：耳本后，鸡足青络。《外台》禁灸，《明堂》许灸二壮。鸡足所形而名之也。治头风，耳鸣，小儿惊痫，瘛疭，呕吐泻利，无时惊恐，眵蒙目睛不明。

颅息：耳后间青络脉，足少阳脉气所发。庄子曰：真人之息以耳所为，颅息脉经络会也。治身热头重，目不明，臂痛不得转侧，耳痛鸣，风寒，小儿发痫，瘛疭，呕吐涎沫，惊恐失精。

角孙：耳廓中间上，发际下，开口有空。耳角上发际有角处也。治目生肤翳，齿龈肿，头肿项痛。

耳门：耳前起肉当耳缺中。当耳之门牖也。治耳聤，聋鸣，浓汁出，疮，蝉声重听不闻，齿龋。

耳和髎：耳门前锐发下横动脉，手太阳脉气所发。耳前审知声音之穴隙也。治牙车引急，头重痛，耳中嘈嘈，颔颊肿。

丝竹空：眉毛骨后陷中。耳前眉后有空，可以审辨八音者也。禁灸。

心包经以配三焦，故亦治头，但治目而不及耳，以三焦大肠分道而专司也；心胸为其本位，内腕为其行部，多治热病而兼治寒、烦呕、惊、痫，其主治也。

至三焦治耳、齿、舌、面，为其阳分专属也，中上二焦多所症治，下焦则属胃肾等穴治之。

足少阳胆

瞳子髎：在目外眦五分。此为瞳子之窍也，手足少阳之会，有三焦交此。治青盲，目无所见，远视䀮䀮，目中肤翳，白膜，头痛，外眦赤痛。

听会：耳前陷中，上关下一寸。此为耳听之窍会也。治耳聋，状如蝉声，牙车脱臼相离，齿痛，呕吐，骨痠，癫狂，瘛疭。

上关：一名客主人。开口有空，在耳前起骨上廉，足阳明、少阳之会。此为牙关之上系。治目眩，牙关不开，口噤，耳聋鸣，㖞斜，唇吻强，瘛疭，沫出。

颔厌：曲周下，颞颥上廉，手足少阳、阳明之交。颔开厌则此应之也。治头风，眩目无所见，耳鸣，多嚏，颈项痛，偏头风痛引外眦急痛。

悬颅：曲周上颞颥中，足少阳所发。此孔悬于颅之上也。治头偏痛引目外眦赤，身热，齿痛，面肤赤，热病汗不出。

悬厘：曲周颞颥下廉，手足少阳、阳明之交会。悬系而厘辨也，手足阳明之交，上悬于此而明辨也。治偏头痛，烦心，不欲食，目眦赤痛，热病汗不出，羊癫。

曲鬓：耳上发际曲隅陷中，足少阳所发。以具实从名也。治急病暴哑，颔颊肿引牙车不得开，肠胃寒疾，伤酒风(发脑痛、不能饮食、烦闷、呕吐不止)。

率谷：耳上入发际一寸半。本脉从巅入络脑，或率循此而入于脑之谷中髓海乎？治膈胃寒痰，阳酒风，发脑两角弦痛，不能饮食。

本神：曲差旁一寸五分，一云直耳上入发际四分。或谓一身之神在目，此其本也。治目眩，头项强急，胸背相引不得转侧，癫疾，呕吐涎沫，小儿惊痫。

阳白：眉上一寸，直目瞳子，足少阳、四维之会。言清扬而皙白之位也。治头目痛，目眵，背膝寒栗，重衣不得温，瞳子痛痒，昏矇，目系急上插。

临泣：目上入发际五分，目直上。目之液为泣，此泣其上对下承泣命名也。禁灸。

目窗：上临泣后一寸。言目上通之窗牖也。治头面浮肿，痛引目，外眦赤痛，忽头旋目𥉂𥉂，远视不明，目眩，唇吻强，上齿痛，寒热汗不出。

正营：目窗后一寸。岂云而目将营之，此为营乎？治主诸阳之热。

承灵：正营后一寸。夹通天旁，前后凝承之谓乎？治脑风头痛，恶风寒，鼽衄，鼻塞，息不利而喘急。

天冲：耳后入发际二寸。自率谷而上之，乃下浮白、完骨，此其脉上冲而有最上之称。治头痛，瘛疭，风痉，牙齿痛，善惊恐。

浮白：耳后入发际一寸。治喉痹，咳逆，痰沫，胸中满不得喘息，头项肿痛，耳鸣嘈嘈无所闻，发寒热及瘿气，肩背不举。

完骨：耳后入发际四分。以耳后完骨名之。治头面虚肿，喉痹，颊肿，偏风㖞斜，头痛，烦心，齿龋，颊引耳后痛，癫疾，小便赤黄。

窍阴：枕骨下摇动有空，足太阳、少阳之会。言当头之阴而有窍也。治营疽发厉、项痛引头、目痛如锥，颔痛引耳。

脑空：在承灵后一寸五分，夹玉枕骨下陷中。值脑户，岂髓之间户乎？治脑风痛不可忍，目瞑，心悸，耳鸣耳聋，鼻衄，疽发为厉，寒热，发即为癫风，引目眇，劳病羸瘦，体热，头强项强。

风池：近风府，在颞颥后发际陷中。治目眩，目泪出，内眦赤痛，目不明，气发耳塞，头痛，项痛强，欠气，鼽衄，咽喉偻引项挛，脑痛，肺风，腰伛偻引项筋无力不收，面赤面肿，烦闷，汗不出，伤寒，湿病，泪出，口癖，痎疟。

肩井：在肩上陷，缺盆上、大骨前一寸，以三指按取，中指下陷应手，是乃手足少阳、阳维之会，连入五脏。治五劳七伤，颈项不得回顾，背膊闷，两手不得向头，或因扑伤，腰髋痛，脚气上攻，妇人堕胎后手足厥逆（灸之立愈），寒热，索气不得卧。

以后下侧肋下腹侧不足，直目眉上一寸阳白可灸；上入发际五分临泣禁灸。

渊腋：腋下三寸宛宛中，举臂得之。自肩井而下至腋，此为渊澄也。不宜灸，灸之不幸，令人生肿蚀马疡，内溃者死。

辄筋：腋下三寸，腹前一寸。着胁，足少阴脉气所发。近于肝而以筋名，阳附于阴，此为依辅也。治胸中满闷不得卧，喘急。

日月：期门下五分，胆之募，足太阴、少阳、阳维之会。期门为肝，此与之相近而相望，犹日月之一阴一阳之合璧。治太息，多睡，善悲，言语不止，小腹热，四肢不收。

京门：监骨下，腰中季胁本夹脊。脊之所夹，此为京之高丘，至此又斜向带脉，一委曲之门路也。治寒热，腹胀引背，不得息，水道不利，溺黄，少腹急，肠鸣洞泄，髀枢痛。

带脉：季胁下一寸八分。言自京门而横度于腰，如带也。此脉周回于腰，因以带名也。治女人小腹坚痛，月经不调，带下赤白，里急，瘛疭。

五枢：带脉下三寸，一云在水道旁一寸五分。岂所谓五脏之枢户乎？治男子寒疝，阴卵上入小腹，痛，带下。

维道：章门下五寸三分。岂所云阴维之道路乎？考阴维之病，循喉口，此所近治之。治呕逆不止，三焦不调，水肿，不嗜食。

居髎：章门下八寸三分，监骨上陷中。居者，起居之所凭也，自此下入足，按本经循胸过季胁下，会髀厌以下、膝外廉应有窌也。治腰引小腹痛，肩引胸臂挛急，手臂不得举而至肩。

环跳：在髀枢中。侧卧伸下足，屈上足取之。髀枢有骨如环跳动。治冷风湿痹，风疹[8]，偏风半身不遂，腰胯痛不得转侧，腰胁相引急痛，髀枢痛，胫痛痹不仁。

风市：膝上外廉、两手平垂中指尽处。治厉风之都是也，言一切风痛麻痹，此为总治。

中渎：在髀骨外膝上五寸分肉间陷中，足少阳络。《外台》禁灸，《明堂》许灸五壮。手有四渎，此有中渎，岂亦独行之义乎？寒气客于分肉之间，痛攻上下，筋痹不仁。

阳关：阳陵泉上三寸、犊鼻陷中。言少阳胆下膝阳陵之关津也。禁灸。

阳陵泉：膝下一寸外廉陷中，为合。言少阳脉历膝为陵，而过陵有陷，为泉，此本经为合之次舍也。治膝伸不能屈，冷痹，脚不仁，偏风半身不遂，脚冷无血色，寒热头痛，口苦咽不利，头面肿，胸胁满，心中恐如人捕。

阳交：足外踝上七寸，斜属三阳分肉之间，阳维郄。言少阳胆下膝阳陵之关津也。治寒厥惊狂，喉痹，胸满，面肿，寒痹，膝胻不收。

外丘：外踝上七寸。言在阳陵之外也，下值承山。治肤痛，痿痹，胸胁胀满，颈项痛，恶风寒，癫疾。

光明：外踝上五寸，别走厥阴。少阳此络于肝，至此而益光明也。治热病汗不出、卒狂，虚则痿痹、坐不能起，实则足胻热、膝痛、身体不仁，善齿颊。

阳辅：外踝上四寸，辅骨前绝骨端，如前三分，为经。当辅骨之尽，一名绝骨，言少阳辅骨之端也。治喉痹，腋下肿，

8 原文作“风膝*”，参考《针灸大成》中环跳的作用，结合上下文，改为“风疹”。

腰溶溶如坐水中，膝下肤肿，筋挛，诸节尽痛，痛无常处，马刀，膝胻痠，风痹不仁，寒热胁痛。

悬钟：外踝上三寸，足三阳之大络。言五足指痛，此皆可以治，脉悬于上下踵，如悬钟也。治心腹胀满，胃中热，不嗜食，膝胻痛，筋挛，足不收履，坐不能起，瘛疭，湿痹流痛，五淋，小儿腹满不食，四肢不举，风劳身重。

丘墟：外踝下如前陷中，去临泣三寸，为原。外踝下言历高丘而至平墟也。治头肿，目生翳膜，胸胁满痛不得息，久疟，振寒，腋下肿，痿厥，坐不能起，髀枢中痛，腿胻痠，转筋，卒疝，小腹坚，寒热，妇人月事不利，乳痈。

临泣：小次指本节后陷，去侠溪一寸五分，为输。头自临泣有窍阴，此亦名之。治目眩，心痛，目痛，胸满，厥逆，气喘，枕骨痛，缺盆中痛，腋下肿，马刀疡瘘，善齿颔，天牖中肿，淫泺胻痠，洒淅振寒，妇人月事不利，季胁支满，乳痈，心痛，周痹痛无常处，大风痎疟。

地五会：小次指本节后去侠溪一寸。不可灸，灸则羸瘦，不出三年卒。临泣相去不远，以此言之。亦不可灸，宜慎。

侠溪：足小指次指歧骨间，本节前陷中，为荥。如手之后溪。治目外眦赤，目眩，目系急，目痒，耳鸣聋，胸胁支满，寒热，汗不出，胸中痛不可转侧，痛无常处。

窍阴：足四指外侧，少阳脉所出也，为井。此为会厥阴肝之窍也。治头痛心烦，喉痹，舌强，口干，肘不可举，卒聋不闻人语，痈疽，转筋。

足厥阴肝

大敦：足大指端。若云大指敦重之处也，为井。治卒疝，小便数，遗溺，阴头中痛，心痛，汗出，阴上入腹，阴偏大，腹脐中痛，悒悒不乐（左右交取），腹胀肿满，小腹痛，中热喜寐，尸厥状如死，妇人血崩不止，五淋。

行间：足大指、次指歧骨虎口间，为荥。言井脉流行之间也。观其所治各种蛊积，可以祛疏流行之义也。治目中泪出，瞑不欲视，太息，癫疾，短气，口㖞，四肢逆冷，嗌干，烦渴，溺难，白浊，寒疝，少腹肿，咳逆，呕血，腰痛难俯仰，腹中胀，心痛，色苍如死。

太冲：行间上一寸动脉，为输。言有动脉上冲也，凡诊此脉可决男子病生死。治嗌干，呕血，喉鸣，胸胁支满，腰引小腹痛，小便不利，状如淋，溃疝，小腹肿，溏泄，遗溺，阴痛，面目苍苍，足寒，大便难，女子漏血不止，小儿卒疝，呕逆发寒，跗肿，内踵前痛，淫泺胻痠，腋下肿，马刀疡瘘，唇肿。

中封：内踝前一寸，仰足取，伸足乃得，为经。内踝前内之为言中也，踝之为言封也。治咳痁，色苍苍振寒，小腹肿，食怏怏绕脐痛，足逆冷，不嗜食，身体不仁，寒疝引腰中痛，或身微热，膝肿，厥逆不仁，痿厥，溺难，痛，身黄身重，溃疝，内踝前痛。

蠡沟：内踝上五寸。此为小沟，下应脾经为漏谷交流之沟，别走少阳胆。治卒疝，少腹肿，时暴痛，小便不利如癃闭，数噫，恐悸，少气不足，腹中痛，悒悒不乐，咽中闷如有息肉状，背拘急，不可俯仰，女人赤白带下。

中都：内踝上七寸。或以为胻骨七寸为中，此其会也。治肠澼，溃疝，小腹痛，妇人崩中，因产恶露不绝，足下热，胻寒不能久立，湿痹不能行。

膝关：犊鼻下二寸陷中。言膝之关纽也。治风痹膝内痛引髌、不可屈伸、喉咽中痛。

曲泉：膝内辅骨下，大筋上、小筋下陷中。屈膝取，曲膝横纹头，为合。治女子血瘕，按之如汤浸股内，少腹肿，阴挺出；丈夫溃疝，阴股痛，小便难，腹胁支满，癃闭，少气，泻利，四肢不举，实则身热，目眩痛，汗不出，目䀮䀮，膝痛筋挛不可屈伸，发狂，衄血，喘呼，少腹痛引咽喉。

阴包：膝上四寸，阴廉两筋间。所治尿胞，意以为厥阴之上，治乎包也。治腰尻引小腹痛，遗溺不禁。

五里：气冲下三寸，阴股中动脉。三里属胃，五里属肝。治肠中满，热闭不得溺，嗜卧，四肢不得动摇。

阴廉：羊矢下，去气冲二寸。言至阴幽之廉隅也。治妇人绝产、未经生产，可灸。计在天枢下一尺一寸，羊矢在气冲外一寸。

章门：大横外，直脐季肋端，足厥阴、少阳之会。自期门而后，交日月之交，又复前行，交日月之下，此间为章门，五脏会也。治烦热，口干，不嗜食，胸胁支满，喘息，心痛，肠鸣，食不化，胁痛不得卧，腰痛不得转侧，伤饱身黄，羸瘦，奔豚，腹肿，脊强，四肢懈怠，善恐，少气厥逆，肩臂不举，石水身肿，寒中，洞泄，诸漏。

期门：在不容旁一寸五分，直两乳下二肋端。足太阴、厥阴、阴维之会。言自中焦起脉，行十二时至此，自肝交肺，为交代之期门也。伤寒过经不汗，此为预防要穴。治胸中烦热，奔豚上下，目青而呕，心痛，霍乱泻利，大小便难，阴下纵，胸中热，腹坚硬大，喘不安卧，胁下积气，女子产余疾，食难，支满切痛，伤寒过经不解。

蠡沟治喉瘜、阴廉、即孕，期门治过经不汗，太冲马刀疡、喉嗌，膝关治喉痛，五里治不溺，大敦治遗溺、尸厥。肝与胆络，肝治癖及巅，而实会于巅，惟咽喉为与肺相注也。肝治腹胁诸病，而小腹为其交际之所，尤于疝癃为紧切；胆则头部治头居多，胁部治胁居多，腹下部治崩淋，足部治足居多，而上胸胁头目当相其窍会而导之。

督脉

长强：尾骨下陷中，趺坐地取之，足少阴、少阳所结。尽此长以坚强，此痔根本。治肠风下血，五痔，疳下部匿虫，目昏头重，小儿脱肛，泻血经久，惊痫，瘛疭，洞泄，腰脊强痛，寒痉癫疾，吐注惊恐。

腰俞：二十一节下宛宛中。治腰髋疼，腰脊强不得回转，湿疟，痎疟，汗不出，足冷不仁。

阳关：十六节骨下。治胫痹不仁。

命门：十四节骨下。立命之宗门。治头痛不可忍，身热如火，汗不出，瘛疭，里急，腰腹相引痛。

悬枢：十三节骨下，前对天枢。治积气上不行，水谷不化，下利，腰脊强不得屈伸，腹中留积。

脊中：十一节骨下，此为中。灸之令人伛偻，禁之。

筋缩：第九节骨下。肝主筋，司伸缩。治惊痫，狂走，癫疾，脊急强，目转转垂。

至阳：第七节骨下。膈以上至阳之分也。治寒热解散，淫泺胫痠，四肢肿痛，少气难言。

灵台：第六节骨下。承籍心灵。治法出《素问》，热病湿疟、汗不出。

神道：第五节骨下。心者，神明之道路也。寒热，头痛，进退往来，痎虐，恍惚悲愁，健忘，惊悸，小儿风痫，瘛疭。

身柱：第三节骨下。治癫疾，瘛疭，怒欲杀人，身热狂走，谵言见鬼，胸热，口干，烦渴，喘息，头痛，吐而不出。

陶道：在大椎骨下。足太阳之会。治头重目瞑，洒淅寒热，脊强，汗不出。

大椎：第一节上，平肩，手足三阳、督脉之会。治五劳七伤，温疟，痎疟，气痓，背转拘急，颈项强不得回顾，风劳食气，伤寒，热盛烦呕。

一节劳伤、五节心病、三节狂病、十三节三焦气病、末尾痔血病，及九节肝俞治目、上狂痫，皆要穴也。以后上头部中行穴法。

哑门：后发际正入五分。督脉、阳维之会。入系舌本，舌根应此，灸之则哑，故名之，禁灸。

风府：发际正上一寸。疾言其肉立起，亦舌本之地，易于伤风，故言府也，禁灸。

脑户：在枕骨上、强间后一寸五分。督脉、足太阳之会，脑之门户也，禁灸。

强间：在后顶后一寸半。头象金，坚强，督脉所发为间，故骶骨号长强也。治头旋目晕，头痛不可忍，烦心，呕吐涎沫，发即无时，颈项强，瘛疭，癫痫。灸亦宜慎。

后顶：百会后一寸五分、枕头骨上。后乎百会而居顶后，揣之为顶也。治目䀮䀮，颈项恶风寒，目眩，头偏痛，诸阳之热逆，癫疾，呕。

百会：在前顶后一寸半，顶中央旋毛中。督脉、足太阳交会于巅上。百脉之会，观其会道本天亲上，一名三阳五会，五之为言百也。治耳鸣聋，鼻塞不闻香臭，心烦，惊怖，健忘，风痫，中风角弓反张，或多哭，言语不择，发即无时，盛即吐沫，痎虐头痛，小儿脱肛，久不瘥。

前顶：囟会后一寸半。前乎百会而居顶前，视之为顶也。治头风目眩，面赤肿，惊痫，瘛疭，鼻涕，顶肿痛，饮酒面赤。

囟会：上星后一寸半。囟之所会，会缝隙也。治目眩，面肿，鼻塞，惊痫，戴目上不识人，耳聋，鼻涕鼻塞。灸，间日知痛而止。

上星：在鼻直上入发际一寸。上星者，星之光上悬也。治头风，面虚肿，鼻塞，目眩，痎虐振寒，热病汗不出，目睛痛不能远视，鼻清涕，风痫癫疾，头皮肿，惊怖不安寝。

神庭：入发际五分。神在上之义也，前内庭。治风痫，目戴不识人，头风，目眩，泪出，鼻清涕，惊怖不安寝，羊鸣，反张，狂歌哭，喘渴，头痛。

素髎：鼻准上，督脉所发。禁灸。

水沟：鼻柱下，一名人中。督脉所发，手阳明之会。即人中，形如水沟，治水气浮肿，岂云消导之沟洫也？治牙关不开，目不可视，面肿唇动状如虫行，卒中风，水风面肿，针可愈，消渴，饮水无度，水逆面肿，遍身肿，哭笑无时，癫痫，语失常性不定。

兑端：在唇上端。兑为口舌，此其端也。治癫疾吐沫，小便黄，舌干，消渴，衄血不止，唇吻强，齿龈痛。

龈交：在唇内齿上龈缝筋中。齿唇之际为龈为交。治面赤心烦痛，颈项急不得回顾，鼻中息肉，蚀疮，口㖞，鼽衄，头额痛，颊中痛，鼻塞，目泪眵汁，内眦赤痒痛，生白肤翳，兼治小儿面疮，癣久不除，点烙亦佳。

上星、神庭、囟会治目戴、清涕；百会治脱肛；水沟治面风；龈交治息肉。

任脉

会阴：在两阴间，任脉别络、督脉冲脉之会。后有会阳，此云会阴，两阴大小便孔窍之中也。治小便难，窍中热，皮痛，谷道瘙痒，久痔相通者死，阴中诸病，前后相引，不得大小便，女子经不通，男子阴端寒冲心，佷佷。

曲骨：在横骨之上，毛际陷中，任脉、足厥阴之会。此间骨之曲也。治小腹胀满，小便淋涩不通，溃疝，小腹痛，妇人赤白带下。

中极：关元下一寸，膀胱之募，三阴之会。治奔豚抢心不得息，恍惚，尸厥，脐下结如覆杯，阳气虚惫，瘕疝，五淋，小便赤涩，失精，水肿，乳余，阴产子门不端，妇人血闭，月事不调，因产恶露不止。

关元：脐下三寸，小肠之募，三阴、任脉之会，即丹田，言元气之关钥也。治脐下绞痛，疝痛，小便处痛，如散火溺血，身热，头痛往来，脐下结血状如覆杯，泄利不止，奔豚，遗涩，转胞不尿，胁下胀满，乳气，石淋，妇人带下，瘕聚，产恶不吐，经冷经绝，五淋。

石门：脐下二寸，三焦之募。此中气之门户也。治腹胀坚硬，水肿支满，妇人因产恶露不止，遂结成块，崩中漏下，疝气冲胸，不得息，绕脐痛，水气行皮中，小腹皮敦敦然，或小便黄赤，气满不饮，食谷不化，呕吐，奔豚上入小腹，疝，大小便闭，水肿。

气海：脐下一寸半。生气之海也，凡百病以为主。治一切虚惫，真气不足，气疾，脐下冷气上冲心，气结成块，状如覆杯，妇人月事不调，崩中，带下，崩虫，因产恶露不止。

阴交：脐下一寸。任气所发，至阴之分此为交会也。治脐下绞痛，寒疝引小腹痛，腰膝拘挛，腹满，水气痛，状如刀搅，作块如覆杯，女子月事不绝，带下，产后恶露。

神阙：当脐中是。脐中言阙，何也？神者，元气所由生也。治泄利不止，小儿奶利不绝，腹大绕脐痛，水肿鼓胀，肠中鸣状，如流水，久冷伤惫。

水分：下脘下一寸、脐上一寸。水谷至此而分，溺与矢之所并行而不悖也，号曰阑门、小肠下口。治腹坚如鼓，水肿，肠鸣，胃虚胀不嗜食，绕脐痛，冲胸不得息。

下脘：建里下一寸。治腹痛，六腑之气寒，谷不转，不嗜食，腹坚便癖块，脐上厥气动，日渐羸瘦，翻胃不能食。

建里：中脘下一寸。建乎中下之间也。治心下痛、不嗜食、呕逆上气、腹胀身肿。《外台》禁灸，《明堂》许灸，水病以代水分。

中脘：上脘下一寸。手太阳、少阳、足阳明所生，任脉之会。上下三脘，脘，管也。中脘主变，下主泄，乃胃募，一名太仓。治头热，目黄，衄衄，背心相引痛，渴，多涎，翻胃，心下胀满，伤饱食不化，霍乱出泄不自知，心痛，温疟，伤寒，饮水过多，腹胀，气喘，因读书得奔豚气上攻，伏梁心下，状如覆杯，寒癖气结上下，疝气冲胸。

上脘：巨阙下一寸。任脉、足阳明、手太阳之会。此为幽门，故二行曰幽门也。治心中烦热，奔豚气，胀，不能食，霍乱，心风惊怖，心痛不可忍，伏梁气状如覆盆，吐利，身热汗不出，三焦多涎，风痫病（先泻后补），哕三虫。

巨阙：鸠尾下一寸，心之募。心为尊，故曰巨。治心中烦满热病，胸中痰饮，腹胀暴痛，恍惚不知人，息贲，时唾血，蛔虫，心痛，蛊毒，霍乱，发狂不识人，惊悸，少气，数种心痛，少气汗出，手臂不举。

鸠尾：胸臆前、蔽骨下五分，形如鸟以名之也，禁灸。

中脘、石门治及上部；巨阙至脐多治腹中、胃口；下脘以上多治心与胃；神阙以女血男气。以后上胸部。

中庭：膻中下一寸。中央之前庭也。治胸胁支满，噎塞，饮食不下，呕吐逆出。

膻中：玉堂下一寸六分。上焦之气，此为中央。治肺气咳嗽，上喘唾脓，不得下食，胸中如寒，膈气呕吐涎沫，妇人乳汁少。

玉堂：华盖下一寸六分。清净之座。治胸满不得喘息，胸膺骨疼，呕吐寒痰，上气又烦心。

紫宫：华盖下一寸六分。在天为帝座。治胸胁支满，胸膺骨痛，饮食不下，呕逆。

华盖：璇玑下一寸。华盖而拥紫宫，在天成象也。治腹胁反满，引胸中咳逆上气，喘不能言。

璇玑：天突下一寸。胸中之行街也。治胸皮满痛，喉痹，咽肿，水浆不下。

天突：结喉下一寸宛宛中。阴维、任脉之会，结喉之夹也。治咳嗽五气：胸中气噎，喉中如水鸡声，胸壅咯唾脓，勿气咽干，舌下急，喉中生疮，不得下食。

廉泉：在颔下、结喉上，阴维、任脉之会。舌下玉液之分也，故曰廉泉。治舌下肿，难言，舌纵，涎出，咳嗽上气，喘息，呕沫，口噤，舌根急缩，下食难。炷宜小。

承浆治目齿；廉泉治口舌并气；天突治咽喉、舌；璇玑治咽兼胸；华盖治胸兼胃；膻中治肺膈；中庭治肺胃。

督脉起处治下部，腰治腰部，三焦之中治食不化，九节肝中治惊瘈，七节以至三节治各应本俞，惟大椎主治筋力，顶正行后治脑，前治头目，近鼻治鼻，唇治各症，酌而鲜用。任脉将脐下为气之生海，腹胸分三焦，胸治气症，近上治喉，近面治口唇舌，酌用之。

凡灸火，脐下久冷、疝瘕、伏梁等症，宜大炷；背部要穴、积病宜多炷；若四肢，但以去风邪为度，多则恐细瘦无力；至于巨阙则宜少灸，且胸腹以大炷灸之令人少心力；头部则令人失精神，皆宜酌之。

三阴足至胸，胸至手。三阳手至头，头至足。

多气多血：大肠、胃。

少血多气：三焦、胆、肾、心、脾、肺。

多血少气：心包、小肠、肝、膀胱。

十二经特定穴汇总表

经脉	出为井	溜为荥	注为输	过为原	行为经	入为合	络穴	募穴
肺燥金	少商	鱼际	太渊	列缺	经渠	尺泽	列缺	中府
大肠	商阳	二间	三间	合谷	阳溪	曲池	偏历	天枢
胃	厉兑	内庭	陷谷	冲阳	解溪	足三里	丰隆	中脘
脾湿土	隐白	大都	太白	公孙	商丘	阴陵泉	公孙	章门
心君火	少冲	少府	神门	神门	灵道	少海	通里	巨阙
小肠寒水	少泽	前谷	后溪	腕骨	阳谷	小海	支正	关元
膀胱寒水	至阴	通谷	束骨	京骨	昆仑	委中	飞扬	中极
肾寒水相火	涌泉	然谷	太溪	水泉	复溜	阴谷	大钟	京门
心包风木	中冲	劳宫	大陵	内关	间使	曲泽	内关	巨阙
三焦相火	关冲	液门	中渚	阳池	支沟	天井	外关	石门
胆相火	足窍阴	侠溪	足临泣	丘墟	阳辅	阳陵泉	光明	日月
肝风木	大敦	行间	太冲	中封	中都	曲泉	蠡沟	期门

春刺井邪在肝，夏刺荥邪在心，仲夏刺输邪在脾，秋刺经邪在肺，冬刺合邪在肾。

督脉长强，任脉尾翳，脾大络大包，胃大络虚里贯膈终肺在左乳下，阳跷、阴跷大络。

五腧穴	井	荥	输	经	合
阴经	木	火	土	金	水
阳经	金	水	木	火	土

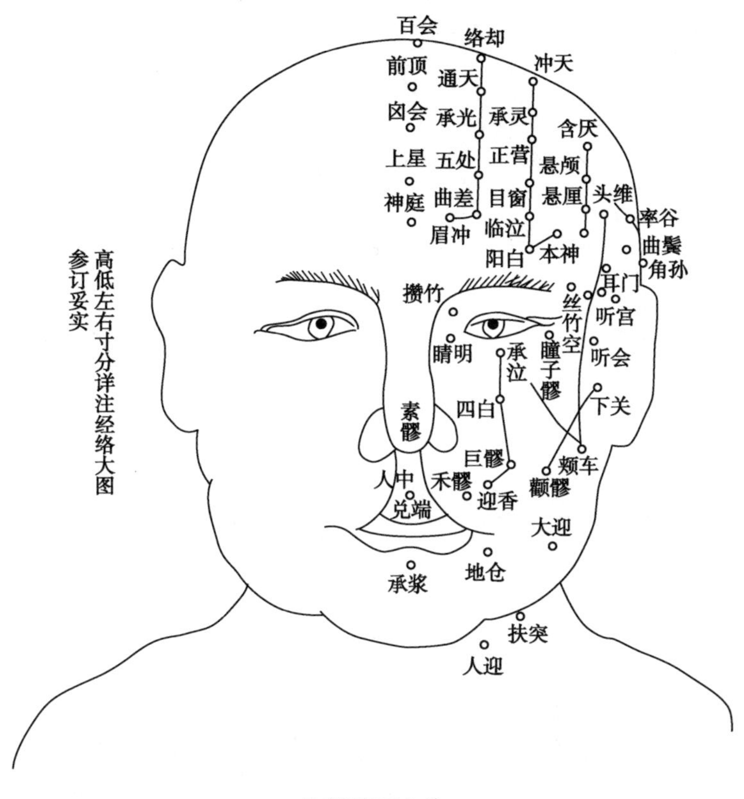

头部前面穴位

幅小难具《铜人》全图，是以头腹手足分部注释。若续连则尺寸皆同，上下相接、左右类推，静观当自得之耳。

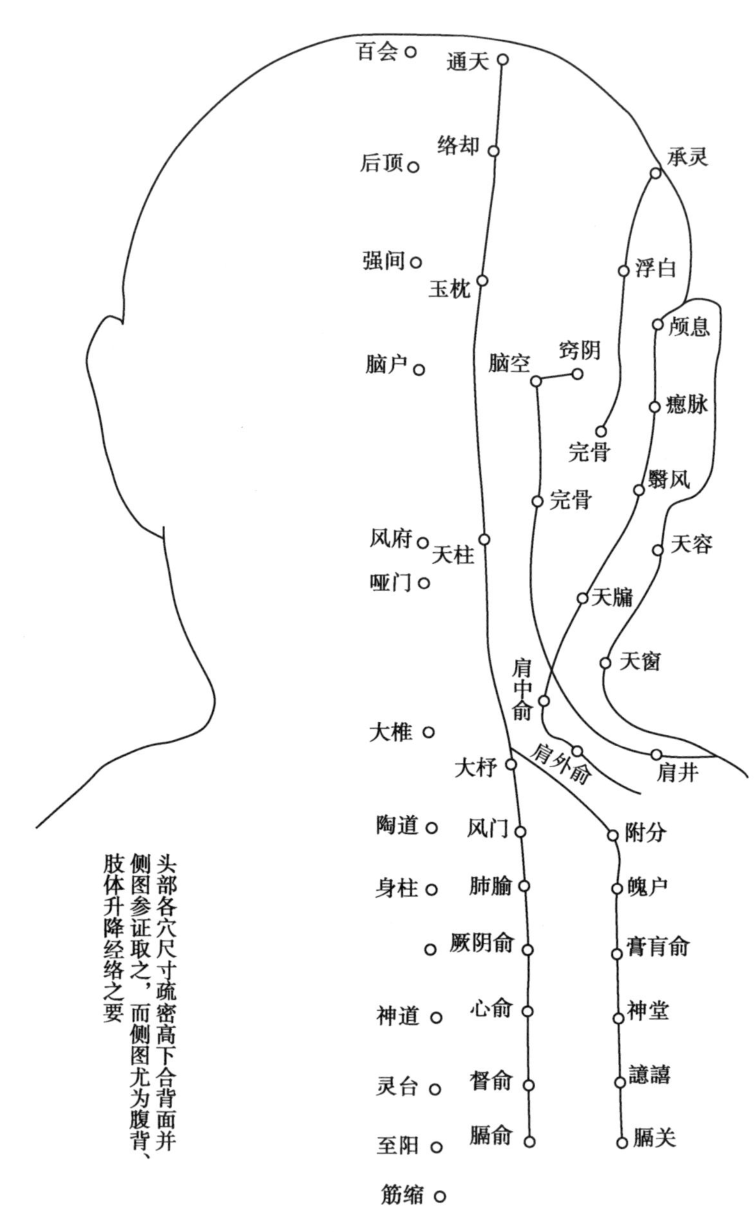

头部各穴尺寸疏密高下合背面并侧图参证取之，而侧图尤为腹背、肢体升降经络之要

头部后面穴位

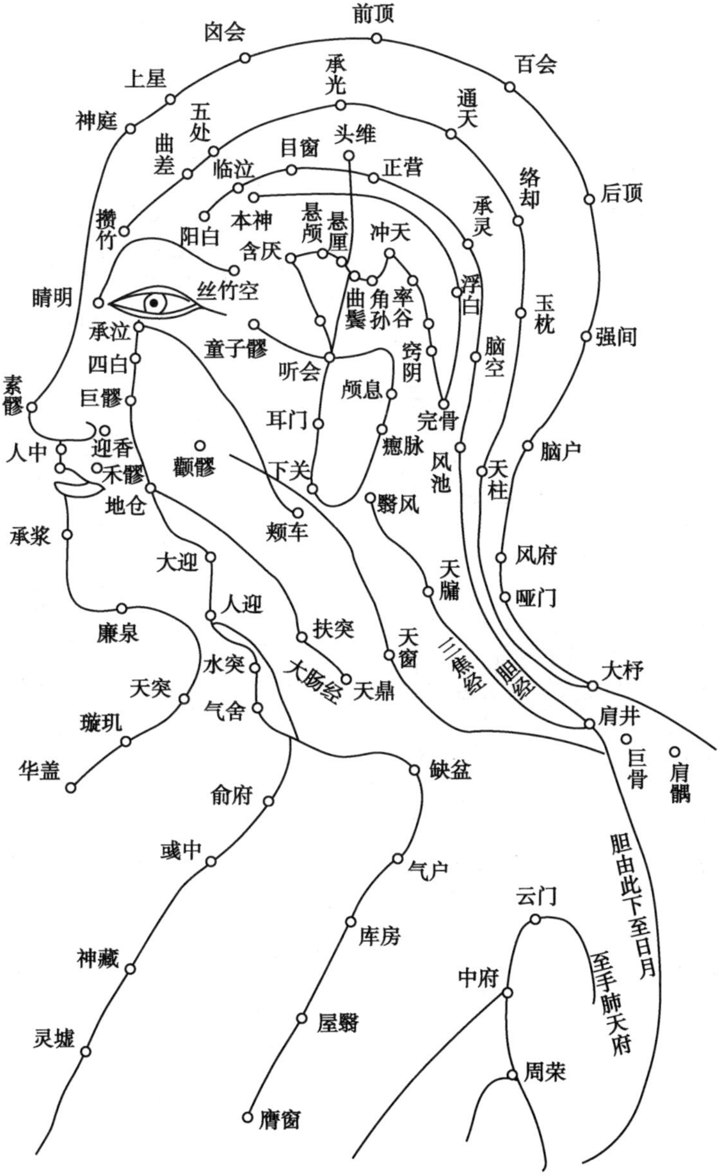

前顶
囟会
百会
承光
上星
通天
五处
神庭
曲差
头维
目窗
临泣
正营
后顶
络却
攒竹
阳白
本神
悬颅
悬厘
承灵
冲天
含厌
浮白
丝竹空
睛明
曲鬓
角孙
率谷
玉枕
承泣
童子髎
强间
窍阴
脑空
四白
听会
颅息
素髎
巨髎
完骨
耳门
迎香
人中
瘈脉
脑户
颧髎
禾髎
下关
风池
天柱
地仓
翳风
颊车
承浆
风府
大迎
天牖
哑门
人迎
廉泉
扶突
天窗
水突
三焦经
胆经
天突
大肠经
天鼎
大杼
气舍
璇玑
肩井
巨骨
华盖
缺盆
肩髃
俞府
彧中
胆由此下至日月
气户
云门
库房
神藏
至手肺天府
中府
屋翳
灵墟
周荣
膺窗

头部侧面穴位

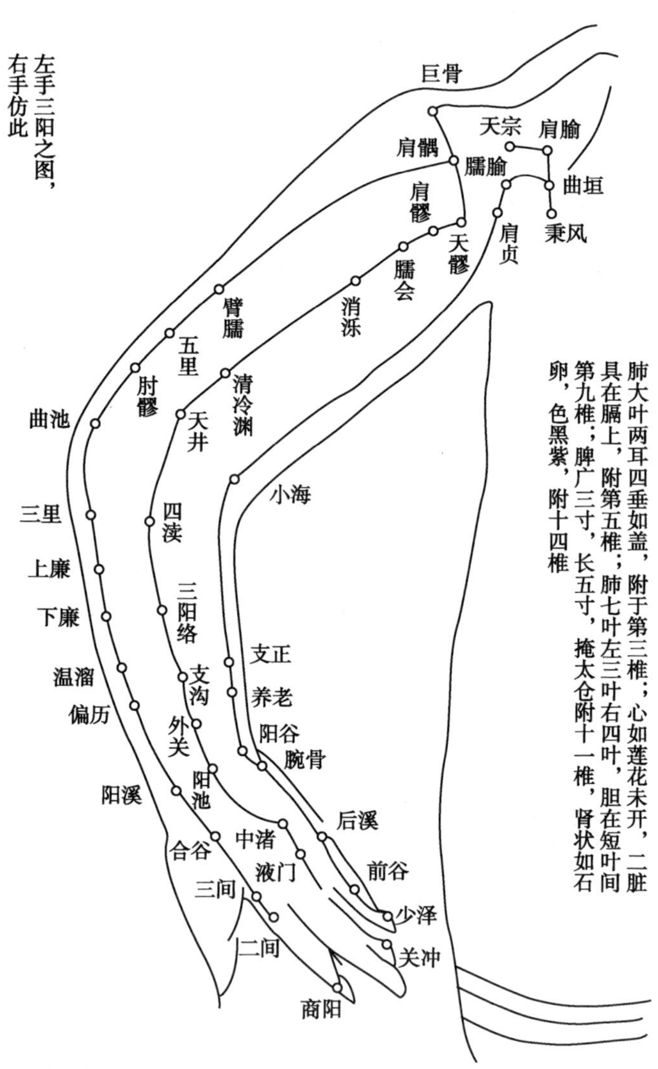

肩下至肘长一尺七寸，肘去腕长一尺二寸五分，腕去中指本节长四寸，本节去指末长四寸五分

左手三阴经穴位图

左手三阴经图，右手仿此

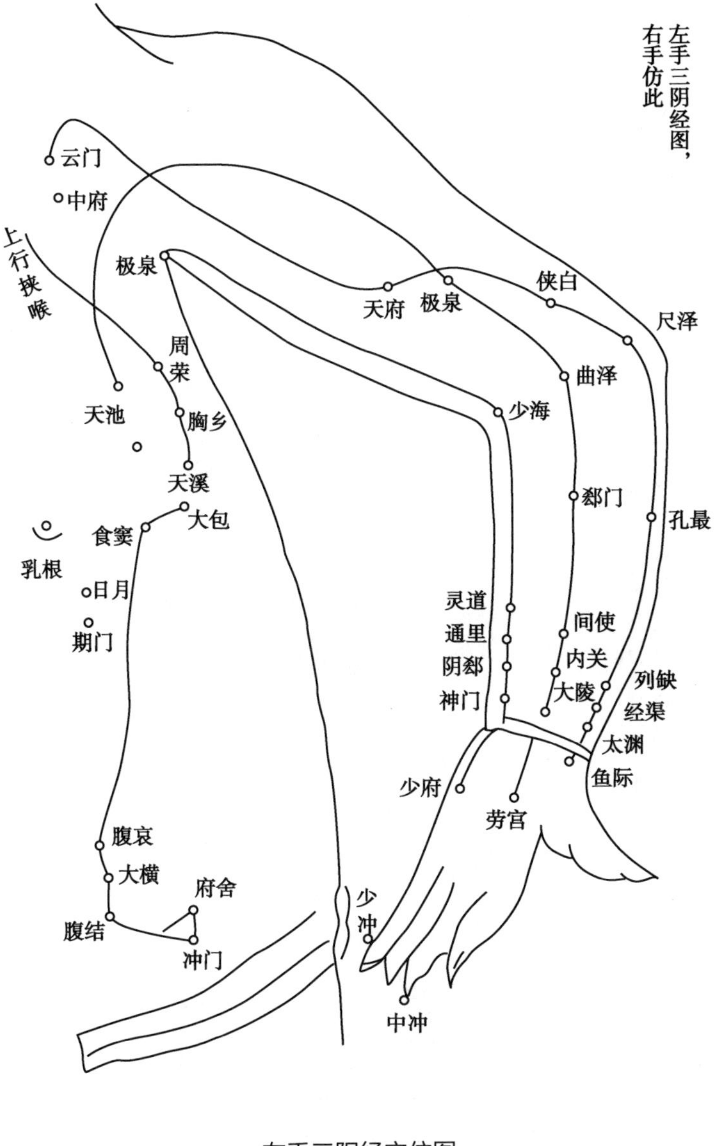

左手三阳经穴位图

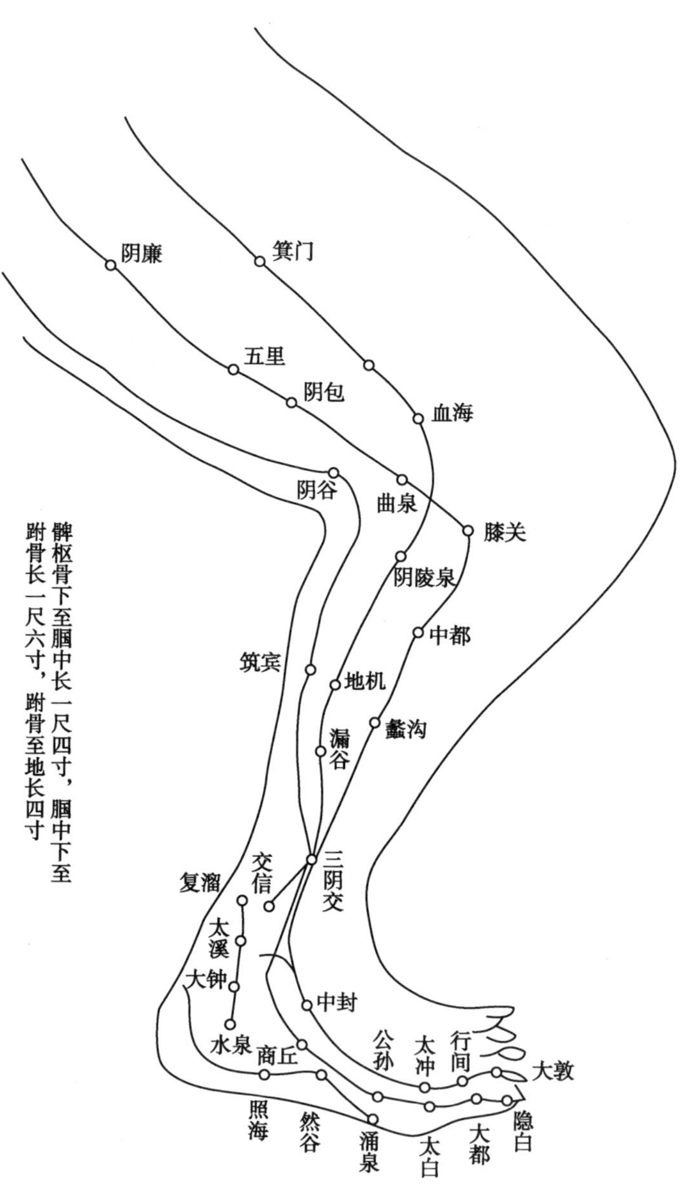

髀枢骨下至腘中长一尺四寸，腘中下至跗骨长一尺六寸，跗骨至地长四寸
阴廉
箕门
五里
阴包
血海
阴谷
曲泉
膝关
阴陵泉
中都
筑宾
地机
漏谷
蠡沟
三阴交
交信
复溜
太溪
大钟
水泉
中封
商丘
公孙
太冲
行间
大敦
照海
然谷
涌泉
太白
大都
隐白

左下肢穴位图

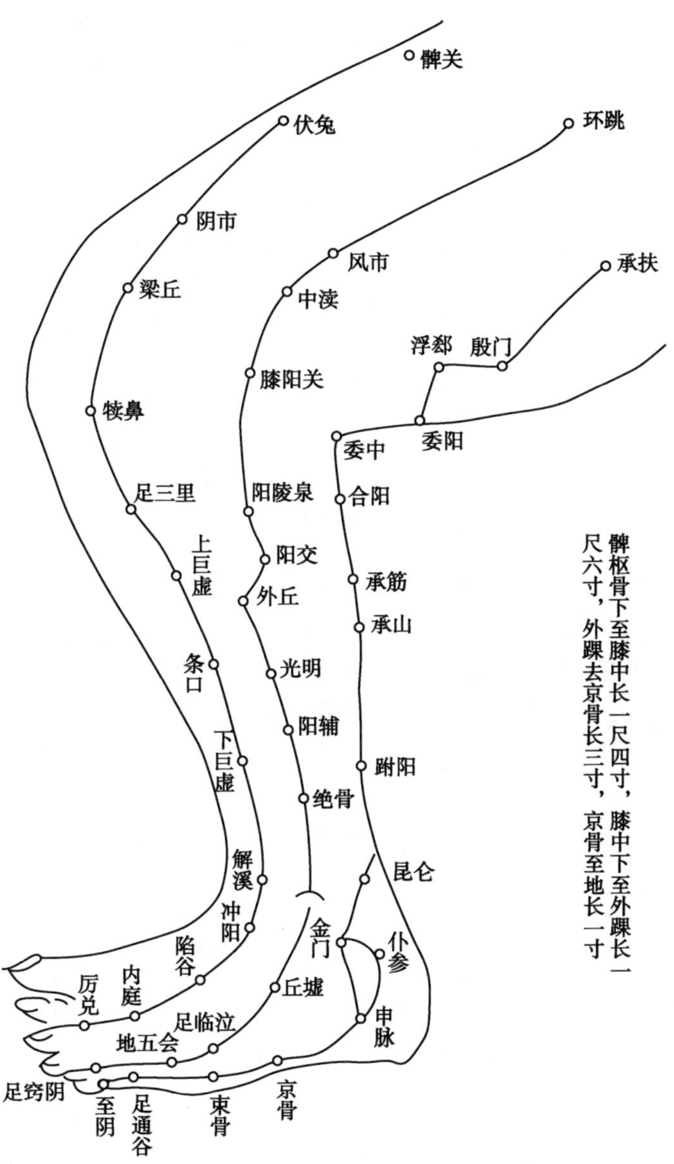

髀关
伏兔
环跳
阴市
风市
承扶
梁丘
中渎
浮郄
殷门
膝阳关
犊鼻
委中
委阳
足三里
阳陵泉
合阳
上巨虚
阳交
承筋
外丘
承山
条口
光明
阳辅
下巨虚
跗阳
绝骨
解溪
昆仑
冲阳
金门
仆参
陷谷
厉兑
内庭
丘墟
申脉
足临泣
地五会
足窍阴
至阴
足通谷
束骨
京骨
髀枢骨下至膝中长一尺四寸，膝中下至外踝长一尺六寸，外踝去京骨长三寸，京骨至地长一寸

右下肢穴位图

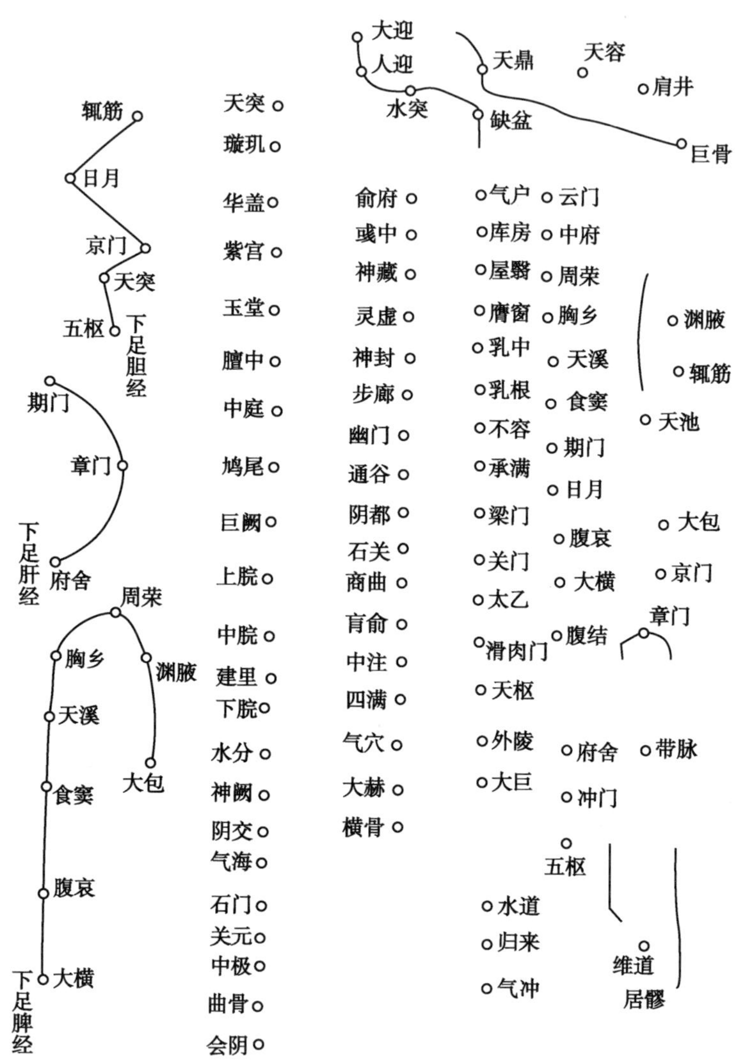

大迎
人迎
水突
天鼎
缺盆
天容
肩井
巨骨
辄筋
日月
京门
天突
五枢
下足胆经
期门
章门
府舍
下足肝经
周荣
胸乡
渊腋
天溪
大包
食窦
腹哀
大横
下足脾经
天突
璇玑
华盖
紫宫
玉堂
膻中
中庭
鸠尾
巨阙
上脘
中脘
建里
下脘
水分
神阙
阴交
气海
石门
关元
中极
曲骨
会阴
俞府
彧中
神藏
灵虚
神封
步廊
幽门
通谷
阴都
石关
商曲
肓俞
中注
四满
气穴
大赫
横骨
气户
库房
屋翳
膺窗
乳中
乳根
不容
承满
梁门
关门
太乙
滑肉门
天枢
外陵
大巨
水道
归来
气冲
云门
中府
周荣
胸乡
天溪
食窦
期门
日月
腹哀
大横
腹结
府舍
冲门
五枢
渊腋
辄筋
天池
大包
京门
章门
带脉
维道
居髎

胸腹胁部穴位

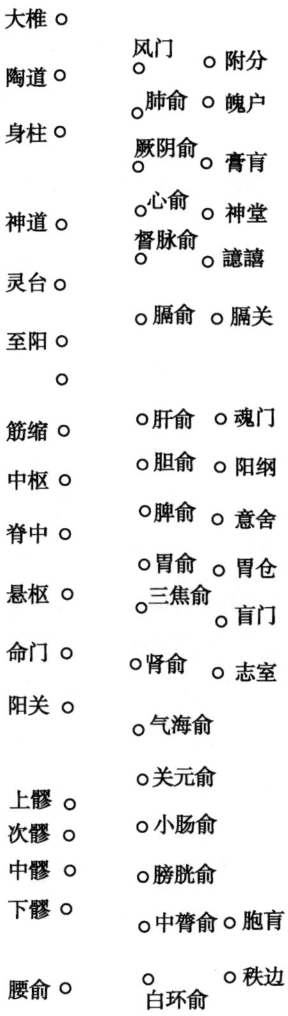

大椎

风门 附分

陶道

肺俞 魄户

身柱

厥阴俞 膏肓

神道 心俞 神堂

督脉俞 譩譆

灵台

膈俞 膈关

至阳

筋缩 肝俞 魂门

中枢 胆俞 阳纲

脊中 脾俞 意舍

胃俞 胃仓

悬枢 三焦俞 肓门

命门 肾俞 志室

阳关 气海俞

关元俞

上髎

次髎 小肠俞

中髎 膀胱俞

下髎 中膂俞 胞肓

腰俞 白环俞 秩边

背部穴位

上髎十三四、次髎十五六、中髎十七八、下髎十九二十。

分为三尺，上七节每节一寸四分一厘，共九寸八分七厘；中每节一寸六分一厘，共一尺一寸一分四厘；下每节一寸二分六厘，共八寸八分二厘。

凡背部中行勿轻着艾，但须以二行三行代之，以其骨节难于起止，且脊中尤为禁忌也。背与腹，脏腑高下相应，酌而治之。腰胁相连作病者，又在章门、京门、大横等穴治之。

上髎足太阳、少阳络，治腰，呕，鼻，妇人病，疝。

次髎，脊、阴、足。

中髎厥阴、少阳所结，治劳伤，腰腹，二便，妇诸病。

下髎太阳、厥阴结，治腰淋，少腹痛，便血[9]，内伤，女病。

禁穴详考

禁灸之穴四十五，承光（头胱）哑门（项督）及风府（头督），天柱（头胱）素髎（面督）临泣（头胆）上，睛明（面胱）攒竹（面胱）迎香（面大）数；禾髎（头大肠）颧髎丝竹空（面焦），头维（头胃）下关（面胃）与脊中（背督），肩贞（手小）心俞（背胱）白环俞（背胱），天牖人迎（头胃）共乳中（胸胃）；周荣（腋脾）渊腋（腋胆）并鸠尾（腹任），腹哀（腹脾）少商（手肺）鱼际（手肺）位，经渠（手肺）天府（手肺）及中冲（手包），阳关（足胆）阳池（手焦）及五会（足胆）；隐白（足脾）漏谷（足脾）阴陵泉（足脾），条口（足胃）犊鼻（足胃）还阴市（足胃），伏兔（足胃）髀关（足胃）委中（足胱）穴，殷门（足胱）申脉（足胱）承扶（足胱）忌。

头临泣不可灸，以其直目上近目也，而眉头攒竹、睛明、

9　原文作“少腹便血”，考虑为“少腹痛，便血”之误。

眉后丝竹空亦然，目下承泣亦宜慎之。头维在额角入发际一寸五分，在本神旁，本神又在曲差旁；夹前顶入发际三寸半，通天可灸，而承光不可灸，在囟会两旁入发际二寸；头后发际正行入五分为哑门，一寸为风府，入发际夹风府为天柱；素髎鼻准也，而迎香、禾髎在耳前锐发，不可灸；颧髎，在颧骨下陷中；项人迎夹结喉旁，耳前上关在起骨，以开口有空，可灸，至下关亦仅稍下，以合口有空，不可灸。背则正行十一节为脊中，二行五节为心俞，二十一节旁为白环俞，禁灸。腹四行期门下五分为日月，日月下一寸五分为腹哀，禁灸。又下三寸五分为大横，直脐旁又下三分为腹结，可灸。腹鸠尾禁，则巨阙亦慎，乳中禁而乳根可用。肩贞在肩髃后两骨罅间，手天府在近腋下三寸，以鼻取之，禁灸。而周荣、渊腋又在胸近腋，周荣在中府下一寸六分，大包则在渊腋下三寸，渊腋胆在腋下三寸。掌后陷中为太渊，可灸，而经渠在寸口陷中，又禁灸，至列缺又可灸。手中指顶中冲、大指顶少商，禁灸。足临泣可灸，要之，足胆经小指次指本节前陷中为侠溪，而陷后即为地五会，经云误灸之则羸瘦，不出三年。此去侠溪一寸也，而足临泣亦仅去侠溪一寸五分，与地五会近，亦宜他穴代之。足膀胱委中禁灸，恐致筋挛，宜下二寸以委阳代之。而本脉上臀为殷门，又上为承扶，俱禁灸。此经下至足掌则金门、申脉禁灸，在踝之下稍前也，而本经踝后为昆仑，又后下为仆参，踝前京骨，乃可灸；而稍上又值胆经丘墟，亦可灸；背阳关可灸，足阳关不可灸，以犊鼻之外即阳关也。膝髌骨之下为阳陵泉，可灸，骨上即为犊鼻、阳关，而膝下三寸为三里，髌下大筋中为犊鼻，而膝上三寸为阴市，又上三寸为伏兔，而伏兔后即髀关，皆禁灸。足三里再下三寸为上廉，又下二寸为条口，禁灸。下一寸即下廉矣，又可灸。此去几何？宁用上廉为稳。

同身寸

同身者，因身之尺寸而此同也，手以大指屈曲，取两节纹尖为一寸，足之寸同此。

头以前发际至后发际为一尺二寸，或发际不明则后至大椎骨前至平眉为一尺八寸，而折分之，或眼两眦为一寸，头中二三四行用此，头中行自神庭至哑门合此寸度，至二行三行先取曲差，后对脑户，以意度之，且二行三行之分行，不能一寸半，但以直眉头为二行，直目瞳为三行可也，大约相去只同身寸之一寸为是。

胸以两乳横度分为八寸，膺中行二三行用之，或自天突至膻中折为六寸，腹部亦可用脐上至歧骨折为八寸，自脐至毛际折为五寸，每行去寸半，二三四行用之。《明堂图》云，二行去中行各五分，误也，腹以直乳下为天枢，则二行三行乃妥。

背自大椎至尾骶折作三尺，每尺折为分为寸，计二十一椎。上七椎每椎一寸四分一厘，共九寸八分七厘；中七椎每椎一寸六分一厘，共一尺一寸一分四厘；自此至于下七椎，每椎一寸二分六厘，共八寸八分二厘。中脊骨一寸，除此一寸，每边得五分，而自此另一寸半为背二行，又一寸半为脊背三行，二行三行俱膀胱脉，自上分而下仍合行。

手用中指尖为寸，曲泽至经渠为一尺，足自膝至踝为一尺六寸，自踝至地为三寸。

望而知之

（集《明堂图》及诸书）

十二经色候

上部兼颈背，中部胸腹手，下部腹脐足，周身性情奇证。

剧候

胆：相在爪甲。爪甲耳黄，失精睆睆，锐眦痛，目无光，多泪，胆热，心火煎胆木则泪，发燥为胆有风，枯为胆竭；眉倾，泪出，发燥，相在爪甲，头重面微尘，体无膏泽，缺盆肿痛，腋下肿，马刀侠瘿为胆热；爪枯胆亏，汗出振寒，爪甲青；呼骂不休，足爪甲黑。

肝：相在筋胁。主目、筋、脉、发。左目赤，面脱色，肌肉斑点，为肝风；舌卷卵缩入，目枯陷，目眯气脱，目低倾下，眼开手撒，眼胞忽陷，面赤目青；面赤善怒，膀胱连腰、小腹俱痛；面青伏视泣出，口张鼻黑气出，黑睛紧小而白睛青，直视，筋缓不收，肝绝。

肺：相在膺。主皮毛、鼻、涕。瞀，面白，右颊赤，眉上白色，体黧黑，为肺痿；缺盆痛交手而瞀，鼻张气促，皮毛焦，腋、胠。面白目黑，面黑目白。

大肠：相在腹皮。目黄，齿痛，颊肿，䪼肿，目赤身热，喉核。

胃：相在眶。颜黑，目急，口㖞，面目浮肿，颈肿喉痹，乳痈，黄疸，唇干，头重，呕吐，唇胗，鼽衄，缺盆下肿痛，腹水肿，青黑斜合，天庭黑，膝肿大如升。

脾：相在唇。主口唇、涎。身重闷痛，足重心肿，脚肿，肚腹胀，舌痿人中满，唇反无理，鱼口，耳鼻唇焦黑，唇蹇，齿露，掌内无纹，黄疸，脐满，二便不禁，鼻黑斜合，纹青黑斜入口，面青目黄，舌肿，二便血，脐肿满，脾败，肌肉消者败。

心：相在面。主血、应舌、荣发、华面。目黄，口干，相髃骨，汗。面赤善笑，面赤如妆，汗如珠，失色，脱血，抬眉喘，回视迟，大汗津脱，舌短缩。

小肠：人中，耳聋，目黄，口疮，心满，颔肿不可回顾，耳颊肿，偏头，发直自汗，臂痿，人中干枯。

膀胱：皮里应毛发，目黄，泪出，腰直不能转，天柱折，目低。

肾：相在耳。主耳、齿、骨、发、唾。黄疸，黑疸骨绝齿黄落，齿如黄豆，面肿苍黑，面黄目黑，齿黑，自汗。

心包：面赤，善笑，目黄，手心热，臂挛，腋肿，胁满。

三焦：目锐眦痛，嗌肿，喉痹，缺盆肿痛。

阳跷：阳急狂奔。

冲脉：逆气里急。任冲二脉，妇乳妊身所系。

督脉：脊强而折厥。

阴跷：阴急足直。

阳维：苦寒热。

带脉：腹胀满而腰溶溶。

任脉：男疝女瘕。

阴维：苦心痛。

闻而知之

（集《明堂图》诸书，与小儿科参看）

十二经声息、剧候

胆：善太息，肺咳而呕苦汁。

肝：声呼，呕逆，善太息，狂言，郁热，肺邪入肝。

肺：声哭，咳嗽上气、喘渴、噎喘，脾热入，善哭、干呕、嗽逆，肾热入肺，瘕嗽；目热，声浊痰滞也，声清寒也，声狂乱热极也，声狂妄痰而颠也，咳而见血热乘肺也，干咳中津枯也；先轻后重高亢有力为外，先重后轻沉闷无力为内，言微久乃复夺气也，声窒如从土穴发中语，内湿也，口鼻大张气出短，语声散卧，中气虚，声嘶色恶。

大肠：喉中如梅核，肠鸣腹满善喘，胸中喘，肺嗽而遗失。

胃：耳虚鸣，胁响腹胀，腹中虚鸣，肺嗽而呕，甚则虫出，善哕，善欠。

脾：声咳，腹胀善噫，腹响胃寒，登高而歌，胃狂，善欠，胃疠，肺咳右胁引背病；气声绝，腹胀如铁。

心：笑言，肺咳咽肿喉痹，谵语发狂神昏也；妄语错乱。

小肠：肺咳而失气。

膀胱：声呻，肺咳腰背相引痛，肺嗽移而遗溺。

肾：咳唾血喘，上气、长呻吟；多呵欠，为肾。

包络：烦心心痛。

三焦：肺咳久而不食。

舌：赤紫为阳毒，青紫为阴毒。

唇口：赤肿者热极也，青黑者寒也。

开目喜见人者阳，闭目畏见人者阴；睡向外者阳，睡向里者阴；喜明者阳，喜阴者阴；不睡阳盛阴虚，喜睡阳虚阴盛。

望部：鼻流浊涕为风热，清涕为肺寒。

闻部：谵语者，口出乱伦，邪气入脉也；郑声者，无人则言，邪入里也；怕闻木声，胃虚。不可下。

问而知之

（参补《医学入门》所载）

头痛否：痛不歇为外感，有间为内伤。

呕吐否：或湿呕，或干呕，或食而即呕，或食久乃呕。

手掌心热否：手背热为外感，掌心热为内伤，俱热为内外感。

目红肿否：或暴或素。

心烦否：烦躁或欲呕为嘈杂，或怔忡，或闷乱。

手瘫痪否：左热痛为血虚兼火，右热痛为气虚兼痰。

耳鸣及聋否：或左右久近，久为虚。

胸膈满否：已下为结胸，未下为邪入；少阳结胸，素惯胸满者，或郁或痰或火，下虚。

肩背痛否：暴为外感，久为虚损兼郁。

鼻有涕否：或有或无或不止，痔齇齁衄。

心痛否：暴属寒，久属火、属虚。

尻骨痛否：暴为太阳经邪，久为太阳经火。

口知味否：或不食亦知味为外感风寒，或食不知味为内伤饮食。

腹痛否：或大腹或脐或小腹，或按之即止，或按之不止。

膝痠软否：暴为脚气实，久为肾虚。

口渴否：好饮冷为热，饮热为虚，夏日好入饮为暑。

胁痛否：或左或右或偏或一点空痛。

脚痛肿否：肿而痛者风湿。

舌有苔否：或白或黑或红或黄或裂。

饮食喜冷否：喜冷为中热，喜热为中寒。

浑身骨节痛否：外感则邪居表分，内伤则气血不和，而重痛者为痿、湿、痰。

齿痛否：或上或宣或下。

饮食多少：能食易治，伤寒不食无妨。

手指冷热否：冷为感寒，不冷为伤风，素冷为体虚。

咽痛否：暴则痰热，素痛下虚。

素饮酒嗜煎炒否：酒则热痰，煎炒上焦，或入大肠为热湿。

腹有痞块否：无闻为外感，有闻为内伤。

有房室否：犯此则外邪要惧怯，先固元气为要。

饮食运化否：不能化者为脾寒、胃热。

足掌心热否：……

有寒热及有间否：无间为外感，有间为内伤。

腹胀否：或大腹小腹。

有汗否：外感有汗为伤风，无汗为伤寒杂症，自汗为阳虚。

夜重否：夜重为血病，日重为气病。

腰脊痛否：暴为外感久为肾虚夹痰。

有盗汗否：内伤则为阴虚有火，外感则为半表里邪。

昼发热烦躁夜亦如是，重阳无阴，宜扶阴泻阳；昼则恶寒夜亦恶寒，重阴无阳，宜补阳泻阴。昼安静夜增剧，是血病而气不病，阴病也；夜安静昼增剧，是气病而血不病，阳病也；昼安静夜则恶寒，是强血自旺于阴分；夜则安静昼则恶寒，是阴气自溢于阳中；昼发热夜则安静，是阳气自旺于阳分；夜发热昼安静，是阳气下陷阴中，热入血室；昼则恶寒夜则烦躁，饮食不下，名曰阴阳交错，危。

年纪若干：少可耐，老元虚、妇人老而产多者宜补。

经几时日：久病多虚。

处顺逆：顺则血气易调，逆多郁抑，须加开郁之药。

曾服药否：误药须宽一日调停也。

大便泄否：或溏泄、水泄、晨泄、昏泄、食后泄、频泄。

大便秘否：秘作渴为热，不渴不胀为虚。

有梦遗白浊否：有为精虚，不尽汗下。

小便清利否：清，邪在表；赤涩在里，频数窘急下虚夹火，老人尤惧。

小便淋闭否：渴则为热，不渴为虚。

素有疝气否：有宜兼疏利肝气，不可升提及动气。

有便血痔等否：有，不可用燥，燥阴伤脏。

阴强否：强有火，痿无火。

有疥疮否：有，忌发汗，宜清热祛风。

妇人经调否：参前为血热、参后为血虚或行经时有外感，经尽则散，不可妄用药。

有癥瘕否：腹痛潮热而一块结实者是。

经闭否：或潮热，或咳泄，或失血，或赤白带，若能饮食则易调，减食羸瘦者难治。

有孕能动否：异于癥瘕为孕，虚胀为气病。

产后有寒热腹痛汗：寒热多为外感，腹痛为瘀血，或食积停滞，有汗单潮为气血太虚，咳喘为瘀血，入肺难治。

口：口苦胆热，口甜肝热，口燥咽干肾热，口干舌干胃热。

十二经症候集、《明堂图》及诸家

【肝】

《明堂》：

面脱色，嗌干，胸满，眩冒，腰痛不俯仰，男㿗疝，狐疝，遗溺，筋绝。

面赤善怒，呕逆，善笑，癫疾，四肢满闭，淋便难，女子腹胀，癃闭。

舌卷卵缩，洞泄，庚笃辛死。

《集》：

头痛眩晕，怒气逆也；左胁积，肥气也；又因成痃疾，次又为胁痛；眼生花，肝虚也；目赤肿，肝血热也；筋委使内大过也，转筋肝虚反行也，痈肿筋挛，脾[10]移寒于肝也；狂言多惊，肢扰不卧，肝热郁也；思色不遂为白淫也；醉入房，气竭则精伤；有余则多怒，口鼻便溺诸血，肝不藏也；关节不利，筋节骨倦痿，肝血虚也；食至闻腥，唾血出清液，胸胁支满，肝血枯也；多惧又腰痛脚软，皆虚也；因唾血，支满，股冷，目眩，前后泄血，名血枯，此得之脱血；小腹牵茎囊痛者，曰溃疝，肝经

10　原文作“肝”，参《素问·气厥论篇第三十七》“脾移寒于肝，痈肿筋挛”改之。

湿热也；吐清水，遗溺，洞泄，冷痰，胸满，皆肝冷痰也。

【肝胆】

《河间纂要》：眩旋晕，筋缩里急，腰柔乖戾，暴强直。

【胆】

《明堂》：

口苦，目黄，失精𥆧𥆧，头重，眩，厥，心胁痛不能转侧，缺盆中肿痛。

头痛，咽干，面微尘，体无膏泽，胸中胁肋髀膝外至绝骨外踝前及诸节皆痛，腋下肿，马刀侠瘿，腹中气满食不下，足外热是为阳厥，足指痹，坐起难，目锐眦痛，善太息，洒洒恶寒，汗出振寒，失精，胁痛不治之症。

《集》：

发燥者，胆合膀胱，主荣毛发也，胆有怒气也，身体尘蒙，风盛燥生也；胠胁满不得小便者，肝与胆气痛也；头痛，眉倾，目眦肿，赤风上攻也；瘛疭，癫痫，吐黄水者，风甚也；痿躄者坐不能起，胆热筋缩，治在少阳光明穴也。

咽肿者，胆候，咽门热壅也，鼻渊同症也，食易者食入即移易，而过不生肌肉，胃移热于胆也。

【心】

《明堂》：

目黄，咽干，心痛，渴而欲饮，胁痛，臂厥臂臑内后廉痛厥，气泄。

面赤，口干，烦心，唾咳，掌中热，身热而肤痛，为急淫，喜笑。

气脉血不流面死黑。壬笃癸死，水胜火也。

《集》：

心满喜噫，心风上炎也；心风为行痹，为脉痹，如膝腘筋纵，乃心火内燔；阴上膈阳，土不守经，则肝肾亦上炎，不任也；喘急嗌干，心气逆也，逆则恐惧；多汗恶风、癫痫神乱、善怒，心风也；伏梁，心气滞也；谵语发狂，神昏也；女子不月，七情伤心，血滞也；喜笑者，心火也；实则笑，虚则悲；无汗者，心热液停也；冷痰壅为真心痛，难治也；虚则神昏，健忘，梦散惊悸，惧畏也，心血少也；目黄口糜，湿热蒸也；咽疮，心热也；颐赤，衄，唾血，虚热上行也；胸腹腰胁相引痛者，心包历络三焦，支别循胸出胁，下膈络小肠也。

诸风：痫者，肝风入心也；头重呕吐者，脾风入心也；咳嗽唾血者，肺风入心也；眼旋生花者，肾风入心也；呕吐头重目晕者，胆风入心也。

诸气：胁痛伏梁，肝气入心也；背髆妨闷者，脾气入心也；胸背痛，短气，夜卧不安者，肺气入心也；痃癖面黄者，肾气入心也。

诸热：舌干少唾者，肝热入心也；目黄恶心者，脾热入心也；咳逆喘疮者，肺热入心也；癫狂骨烦者，肾热入心也。

诸冷：吐酸肢冷心痛者，肝肾冷入心，不治也；冷痰吐泻者，脾虚入心也；悲思不乐者，肺冷入心也。

诸虚：惊悸畏人者，肝虚入心也；易食易饥多热嗜卧，脾虚入心也；悲思鼻塞惊悸者，肺虚入心也；四肢无力多汗者，肾虚入心也。

【心下小肠】

《河间纂要》：鼻塞，衄，吐下霍乱，腹胀，笑悲，惊惑，谵语，发热，恶寒，臆郁，淋闭，泻血，呕吐酸，喘，赤瘤丹瘟，疡疹，痛痒疮，疽，肿胀，转筋，暴注下迫，小便浑浊赤涩。

【小肠】

《明堂》：

耳聋，目黄，咽痛，颅际偏头耳颊痛，肩似拔、臑似折，颔肿不可回顾，口疮，颊颔肿，肩臑肘臂外后廉痛。主腋，身热来去汗出而烦心，心满身重，发直自汗，臂痿，六日死。

《集》：

烦闷作渴，口疮，逆胃，呕哕，心热入小肠也；头疼颔肿，肩痛，血热上逆也；脐下绞痛，赤白痢，疝气，连腰脊、控睾丸而痛者，心气入小肠也；肠鸣激痛，淋沥，秘涩，肚腹胀急，皆心风入小肠也；中满腹硬胀急，小便不通，火逆也；目黄耳聋，腮颊肿痛，血逆也；恍惚狂乱，遗精带下，阴疮，隐曲不利，心虚入小肠也；宜清上固下，未可以大寒大热峻攻也；凝冷，水谷不化，寒入下焦也。

【脾】

《明堂》：

舌本痛，呕吐，食不下，饮则吐，胃脘痛，气逆霍乱，苦泻注腹，寒热溏泄水下，心下急痛，强欠，肢股内肿厥，黄疸，肠鸣，烦扰不得卧，足寒胫热，腹胀善噫，后出余气则快然而衰，体重不能动，烦心。

甲笃乙死，乃木克土，内脱软、舌痿、人中满、唇反。

《集》：

唇口燥，口疮，舌强、甘肥，热也；气胀心腹绞痛者，脾气滞也；肉痿者得之，湿地故也；嗌干，中满，脾热胃渗也；痞者脾之积气也，状如覆盆，在胃脘也；惰怠者脾风也；风重则瘫痪，皆脾不行也，筋骨肌肉无气以生也；肌肉蠕动，痿痹，脾风湿无卫气也；色黄，蠕动者，脾热也；疸者，湿热甚也；肠澼者，肾虚气消，移热于脾土，不能制水也；癥瘕，嗜卧，脾血瘀也；手足冷而不渴者，脾冷痰也；吐泻转筋者，饮食伤风，木胜土也；虚羸节缓者酒色也；酒气与谷气战则溺赤也；醉入房则气聚脾而不散也，大包大络。

【脾胃】

《河间纂要》：吐下，体重，囟如泥，按之不起；霍乱中病，湿肿满，跗肿痿。

【胃】

《明堂》：颜黑，唇疹，颈肿喉痹，善哕，缺盆下肿痛，腹中痛虚鸣，狂疟，温淫，鼽衄，目急，唇口干，汗出，汗不出如温疟，自膝上，膺乳下至足跗皆痛，善伸数欠，乳痈，腹水肿，寒不得卧，骭厥，恶寒，时寒时热，凄凄振寒，恶人与火，闻木音则心惊闭户而处，头痛响，腹胀，腹中坚痛而热，气盛身以前皆热，消谷善饥，溺色黄，气不足皆寒栗，胃寒胀满，口㖞，腹虚胀，面目浮肿，脊直腓肠平，九日死。

《集》：目黄者，人肥气郁上蒸也；喘而不卧，胃气逆也；胀满妨闷者，脾胃交病也；狂而升高乱言走呼，面赤，阳盛火也；闻木声而恐，木克土也；溺难寒也；目泣者，人瘦，腠理疏而风寒中上近也；食寒则泄也；挟寒则呕清水而腥，挟风则呕甜水，挟湿则呕酸水也；乳痛者，本脉所行也；口㖞喉痹，颈戾，善笑，胃风中也；食饮不下，膈塞不通，胃风也；形瘦而腹大也，胫寒者，阳气虚阴气拒也；口吐清水，胃冷败也；哕而干呕者，原有寒气，新食入而相攻，上冲也；心痛者，胃脘气郁也；腹响者，寒气也；振寒鼓颔，胃冷也；且阴虚与阳虚相加也，面目浮、骨节羸、筋脉堕、身亸者，胃虚寒也；腰俯而痛而善恐者胃虚也；噫者，阴气上走，而阳明胃络心，闷不欲寒食，食而噫；衄与肠风，胃血热也；且面肿也，酒癥，食瘕，虫注，皆胃气不行而瘀血与痰相结也。

【肺】

《明堂》：瞀，咳嗽，上气，胸满，肺胀满，彭彭而喘咳，臂厥，臂臑内前廉痛，掌中热。

面白，喘渴，善嚏，烦心，洒淅寒热，缺盆中痛，甚则交两手而瞀。气盛则肩背痛风，汗出，中风，小便数而欠；气虚则肩背痛寒，气少不足以息，溺色变，皮枯毛折，两肾下败。

《集》：鼻塞、涕流、声重，肺伤风也；呼吸少气不足以息，小便频数或遗，肺虚也。欠伸，肺虚也；嗽而见血，火乘肺虚也，或为肺痿，或为肺痈痨瘵；泪出，肺志忧，哭则出，热极也；隐疹，疮疥，肺主皮毛，风盛也；颤棹声嘶，气虚卫冷甚也；干咳，肺中无津液也；胸痞，背痛，喘吼，息奔，肺气过逆也；呕吐涎沫，肺起中焦，下络大肠，循胃上膈，肺虚寒也；胸腹腰间相引痛者，心与胸下膈历络三焦也；鼿痔渊，肺窍上热下虚也；掌热，肺列缺直入掌，肺血燥也；喉舌肿痛，胸膈满闷，尻阴股痛，为痿躄者，肺热壅叶焦也。

【肺大肠】

《河间纂要》：膹满，奔豚，痿弱，枯涩涸闭，撮皱燥金。

【大肠】

《明堂》：目黄，齿痛，颊肿，喉痹，虚渴口干，面赤身热，肠鸣，腹满善喘，泄白，鼽衄，口干，䪼肿，目急善惊，喉中如核状，肩前臑痛，胸中喘，泄痢无度，绝不治。

《集》：耳鸣、齿痛，风搏血热也；耳聋，邪克大肠虚也；食则呕吐，兼清水者，肺风传入大肠，风上搏也；便血远者，大肠系心，近者，大肠系肾、膀胱；鼻衄，目黄，喉痹，大肠下齿还出口交人中夹鼻孔，大肠血壅也；肠痛切或鸣，腹满大便秘涩，气秘也；喘不能立，口生疮，大肠热也；痔痛，肠痈，痢下赤白，湿热结也；当脐痛即泄，不能久立，感寒也；挟脐满痛，大便不通，大肠热也；肠鸣身瘦，大肠气虚也；滑泄脱肛者，大肠冷虚也；气注于外，挟痰则皮肤坚而不痛也。

【肾】

《明堂》：面黑，目䀮䀮，咳唾血喘，烦心，心如悬饥，饥不欲食，脊臀内股后廉痛，是为骨厥。肠澼，足下热而痛，足胫寒而逆，小腹满，小便变，脐中痛。

口热，咽肿，上气，心痛，善恐气不足，痿厥嗜卧，中清，解㑊，少气不言，舌干，嗌干痛，小腹腰脊痛胫痠，三日背膂筋急，小便闭，又三日腹胀，又三日两胁支痛，二日死，骨枯肉脱发槁。戊笃巳死。

《集》：面浮，恶风，多汗，肾风也；不能偃卧，偃则咳，出清水，肾风水也；膝胫挛急不能久立，肾风盛气虚也；黄疸，肾虚而湿热乘之；口淡，脚软，虚疸也；目下赤肿，肾风水气也；目䀮䀮，肾风肾虚也；足心热者，心风入肾也；溺血，气不足也；男子身重溺黄难行，女子月事不调，俱名为隐曲不利，肾虚肾风也；饥不欲食，喘咳，喉中鸣者，肾气病也；大小腹胀痛，背痛引心，心痛引腰，属肾病也，若引胁则属膀胱也；奔豚者，自小腹上冲心，令人喘逆少气；骨髓痿弱，肾留结积也；鼻口血，阳气伤而上溢也；茎缩者，轻则冷痿，重则缩入也，为脱阳也；口干舌燥，嗌干，咽肿痛不可下食，肾络肺系舌，邪客于肾络也；齿摇者，肾虚也；梦泄者，气虚下脱挟火邪也；囊寒者，肾气虚也；心如悬若饥，惕惕然如人将捕，肾气虚也；腰脊不举，足不任身，此水不胜火、骨枯髓减，名为骨痰，虚中有热也；股内后廉痛者，肾起足小指，上贯脊也；颜黑肌枯肉瘦者，精枯冷郁也；骨痹痛，踡挛，身寒振栗，不可以衣及火暖者，肾一水枯竭，不胜心一火也，故振栗；骨绝齿黄，落，十日死。

【肾膀胱】

《河间纂要》：吐腥，上不津液清冷，癥瘕，腹满急痛，癫疝，小便清白，手足踡挛，坚痞，收敛引急，屈伸不便，厥逆禁固。

【膀胱】

《明堂》：头痛，项痛，脊痛腰痛，逆满腰中痛，髀腘腨痛，疟，癫疾，目黄泪出，鼽衄，脚筋急痛，腹中痛，偏风，痔，是为踝厥。

《集》：头痛，眼旋目泪，膀胱风搏也；头项拔，腰折，背强尻痛，腘拘，膀胱风搏，气满也；淋痔茎囊肿，湿热瘀血也；恶心，膀胱移热于小肠，故恶闻食也；小腹满而胸塞不溺，下焦热结也；发狂者，膀胱热甚也；小儿囊肿，多虫蚁也，风所吹也；脑转耳聋，房事无力，膀胱虚也；衄，膀胱血热也；多唾者，膀胱湿痰上溢也；浊溺频数，湿痰下渗也；遗溺不知，冷败也。

【心包】

《明堂》：面赤，善笑不笑，胸胁支满，手心热，臂肘挛急，腋肿，目黄，烦心，心痛，心中澹澹大动。

《集》：面赤善笑，心包火盛也；五心烦者，心包热也；肘臂挛急，腋下红肿者，心包风也；头旋耳聋，肾窍于耳，气壅则痛，寒则聋也；胸膈支结，胁不舒泰者，心包气也；四肢软若无骨，火衰则土不运也；溲尿难，心包火盛也；阴痿肢冷骨痛，肾气衰冷也；面黄黑者，肾气衰也；心崩，尿血，克太甚也；交感精力不锐、平时气短，心包虚之故也；以配左肾，故病亦从肾也。

【心包三焦】

《河间纂要》：目暗，瞤翳，耳鸣，聋，逆气，呕哺溢合，惊骇，躁扰，狂笑，喉痹，嚏，火制金也。瞀，瘛疭，暴喑，冒昧，暴病暴死，禁慄，跗肿，疼痠，此诸皆以心火为病，当并入心部考之。

【三焦】

《明堂》：[11]

《集》：耳鸣，三焦虚也；所行之分，虚则不收，实则挛痛；腹气满，小腹尤坚，不溺者，三焦中寒痞胀也；血瘀生瘿马刀，两腋及缺盆皆胆之路也；口渴，嗌肿，胸满中烦，热结也；血凝于肤为痹，凝于脉为泣，凝于足为痿也；因卧，汗出而风

11　原文此处无内容。

吹之也；痛闷者，胆冷不嗜食也，锐眦后耳、胸前三焦气滞也；吐衄便溺诸血，皆三焦所生也；自汗不止，发为振栗，四肢冰冷，甚则阴缩，名为脱阳也；流泪者，胆受水气，人哭则泪，胆虚且热也；不卧者，胆虚怯也。

上十二经症候，因经显症，因症察候，而脏腑互因，表里交着，合而参其同，分而领其异，且病子而原其母，治本而理其兼存乎，权度寓诸和平。用药之方，托始于此，火攻之道，至理存焉。

切而知之

诸病脉美恶节要

（集医学诸书，其弦浮各字，意以《脉诀》七表八里推广二十余字为诊候，不拘于《内经》《难经》之旨也）

中风：迟浮、急实大数。

伤寒：未汗浮洪，已汗安静；未汗细小，已汗喘势。

中寒：虚微细，当无汗。

瘟疫：左大而浮缓，阳濡阴紧。

中暑：虚、弦、细、芤、迟。

中湿：沉、缓、涩、濡、细。

火证：左心右肺关脾尺肾，尺喜洪大忌细沉。

郁证：多沉伏。

内伤：左外右内，喜紧弦忌小弱。

伤食：上部有下部无当吐，紧盛为伤食。

痰饮：沉弦细滑，久病脉涩。

咳嗽：沉缓涩濡细。

哮喘：浮、滑、涩、沉。

疟疾：浮弦紧滑、散歇虚代。

痢疾：身凉脉细微小，身热脉大浮洪。

泄泻：微小、浮大数。

霍乱：浮洪、迟微。

呕吐恶心：滑数、涩弱。

翻胃：浮缓弦、沉紧涩。

咳逆：浮缓弦、急散。

吞酸：洪弦热痰，沉滑寒壅。

嘈杂：右寸弦滑及关急，忌弦急。

诸气：心痛在寸后，在关下，喜沉伏，忌涩弱。

溃筋：脉比霍乱。

痞满：滑弦伏结，忌涩。

水肿：浮大、沉细。

积聚：小沉实，左右上下应于寸关尺。

五疸：洪数实热，微涩虚弱。

腹胀：浮大、虚。

发热：左无力为阳虚，右无力为阴虚，数有力为实。

虚损：弦紧气虚，细缓亦虚，大数小弱，单弦难治。

虚劳：大浮、弦数涩，虚，单弦不治。

失血：沉细弱、浮大实。

自汗：浮虚涩濡大，在寸自汗，在尺盗汗。

眩晕：风浮寒紧湿细，若虚左血右痰。

癫狂：实大浮长，沉细紧急。

麻木：浮缓为湿，浮紧为寒，痛痒涩为死血。

五痫：浮长、沉细。

怔忡、惊悸：心病伏弦，食伤沉滑。

遗浊：尺洪数紧，喜迟微，忌急疾。

淋闭：大紧弦、虚涩细。

闭结：大便闭，伏沉数，忌雀啄。

关格：两寸俱盛。

肠澼：芤数实，又云沉迟，忌数疾；沉小洪健，汗盛为风，实为热。

痔漏：沉小实、浮洪弱。

淋涩：实大、细涩。

头痛：浮滑、短涩。

面病：随经而治。

牙齿：关胃尺取。

鼻病：左浮伤风，右数衄血。

衄：沉小、浮大。

眼目：寸心，关肝。

咽喉：浮洪实满。

心病：沉细迟伏，浮大弦长。

唾血：沉弱、实大。

腹痛：细小迟、大浮长疾。

腰痛：滑沉为风，小弦紧为寒，细涩为湿。

胁痛：肝弦。

癫疝：牢急细动，弱息为忌。

脚气：浮风、濡湿、迟寒、数热。

痹痛：风浮、寒紧、湿涩。

痿：浮大肺热。

消渴：数大坚实、微小细短。

瘀瘵：弦大、细涩。

痓：迟细、伏弦。

厥：浮数、沉大。

中毒：浮大细微。

中恶：细紧浮大。

腹积：实大虚弱。

风痹痿弱：虚弱、紧急。

金疮：微细紧数。

痈疮：未溃宜阳，已溃宜阴。

带下：迟滑浮虚。

产后：小实虚浮。

妊娠：洪大沉细。

风痹：宜虚濡，忌紧急。

诸气：浮紧虚弱。

热病：忌沉静。

谵妄身热：洪大，忌反冷脉细。

胀泄：微细涩、紧大滑。

开目而渴：紧实数、浮涩微。

闭目不欲见人：强急长、浮涩短。

温病发热：忌微小。

太素之脉，以左寸心为君主，为贵、为禄，而小肠为迁移，言小肠为心之所之也；左关为已身，胆，为福德、为荣庆，言胆得肝之气，受心之用也，以肝为官禄，言心之母而得水之气，水克火心，言克我为官也；以尺为祖宗寿基、为子孙，盖以膀胱为疾厄，以肾为寿元也。右寸为家宅、为眷属，以大肠为妻子，言得肺之气也；以肺为父母，言初气之所生也；以右关为妻妾、田庄，又为财帛、爵禄，言胃为财帛，脾之余气，主田宅也；以右尺为奴仆、兵将犬马，言三焦为奴仆，相火主之，命门属火，与心为兄弟也，其理通于脉诀，而连于星垣，合于子平，所谓动乎四体者非，即要之诊候为实用功夫，而推算则别有专家，未可以此又分立门户耳。

采艾编卷之首终。

表一

九处之候	天 头、胆	人 耳目、三焦	地 口齿、胃	天 肺	人 心	地 胸	天 肝	人 脾胃	地 肾
三部	上部寸，法天，主胸以上至头，心肺			中部关，法人，主膈下至脐，肝脾			下部尺，法地，主脐以下至足，大小肠、肾、命门		
九等之候	浮 心肺	中 脾胃	沉 肝肾	浮 心肺	中 脾胃	沉 肝肾	浮 心肺	中 脾胃	沉 肝肾
或曰寸部候膈以上心肺咽喉头目之疾，中部候脐上脾胃肝胆，下部候小腹至足、腰肾大小肠。此合《内经》上候、下候之旨									

表二

八脉	前部左右弹手者，阳跷脉也；中部左右弹手者，带脉也；后部左右弹手者，阴跷脉也
	两手浮沉实盛，盛脉者，冲、督脉也；三部浮直上直下者，督脉也；尺寸俱牢或关实者，冲脉也；细紧实长者，任脉也
	从少阴斜至太阳者，阳维也；从少阳斜至厥阴者，阴维也

表三

叔和古法	右	大肠，外以候肺； 肺，内以候中	胃，外以候胃； 脾，内以候脾	三焦，外以候肾； 命门，内以候腹中
	左	小肠，外以候肺； 心，内以候膻中	胆，外以候肝； 肝，内以候膈	膀胱，外以候肾； 肾，内两旁为季肋

表四

<table>
<tr><td rowspan="4">浮：阳浮浮、数</td><td rowspan="4">芤实洪长浮紧滑大</td><td colspan="7">七　表</td><td colspan="8"></td></tr>
<tr><td>浮</td><td>芤</td><td>滑</td><td>实</td><td>弦</td><td>紧</td><td>洪</td><td>数</td><td>长</td><td>大</td><td>革</td><td>促</td><td>动</td><td></td><td></td></tr>
<tr><td>按不足举有余似芤法虚</td><td>两头有中空疏</td><td>似累珠来往实似动数</td><td>按幅幅力自殊似革</td><td>若张弓弦劲直似紧</td><td>似牵绳转索初</td><td>如水涌波起似大</td><td>来六至一呼吸</td><td>脉过五指出位外</td><td>浮满指沉无力</td><td>如按鼓最坚牢</td><td>急来数喜渐宽</td><td>似转豆无来往</td><td></td><td></td></tr>
<tr><td>金火</td><td>火血</td><td>水多痰</td><td>火热</td><td>木劳</td><td>木痛</td><td>火热</td><td>心烦</td><td>气理</td><td>病迟</td><td>精血失</td><td>热极</td><td>脱血</td><td></td><td></td></tr>
<tr><td>中</td><td colspan="16">表里虚实，四纲也；浮沉（手法）、迟数（脉候）、滑涩（内征），六要也；浮沉迟数滑涩虚实，此本枢要，以为提纲也；上下（尺寸）、来去（升降）、至止（应息），此又六机也</td></tr>
<tr><td rowspan="4">沉：阴沉沉、迟</td><td rowspan="4">微弱伏虚濡缓结涩</td><td colspan="7">八　里</td><td colspan="8"></td></tr>
<tr><td>微</td><td>沉</td><td>缓</td><td>涩</td><td>迟</td><td>伏</td><td>濡</td><td>弱</td><td>虚</td><td>细</td><td>散</td><td>绝</td><td>短</td><td>结</td><td>代</td></tr>
<tr><td>似蛛丝容易断似涩</td><td>按有余举则无</td><td>比迟脉快些</td><td>滞往来刮竹皮</td><td>脉一息刚三至似涩</td><td>脉一息刚三至潜骨里形方见</td><td>全无力不耐按</td><td>则欲绝有无间似濡</td><td>虽豁大不能固</td><td>线往来更可观</td><td>漫乍时往指端似大</td><td>则全无推亦闲</td><td>于全位犹不及</td><td>脉缓来一时止</td><td>脉中肯不自还</td></tr>
<tr><td>土寒</td><td>水气痛</td><td>土肤顽</td><td>金伤精</td><td>土冷</td><td>木关格</td><td>水自汗</td><td>金精虚</td><td>惊</td><td>气少</td><td>有表无里</td><td></td><td>病气衰</td><td>积</td><td>气衰</td></tr>
</table>

表五

<table>
<tr><td colspan="2">凡浮而无力为表虚—病虚</td><td>长</td><td>短</td><td>促</td><td>虚</td><td>细</td><td>代</td><td>牢</td><td>结</td><td>动</td><td rowspan="5">寸不至关为阳绝</td><td rowspan="5">尺不至关为阴绝</td><td rowspan="5"></td></tr>
<tr><td colspan="2">凡浮而有力为表实—邪实</td><td rowspan="4">为阳毒三焦热</td><td rowspan="4">气壅塞未得昌</td><td rowspan="4">阳气虚时直常</td><td rowspan="4">为众热、生惊</td><td rowspan="4">气少</td><td rowspan="4">主气耗</td><td rowspan="4">气满急时主痛</td><td rowspan="4">主积闷气兼痛</td><td rowspan="4">足虚牢血利崩</td></tr>
<tr><td>凡沉而无力为里虚</td><td rowspan="2">三部一例</td></tr>
<tr><td>凡沉而有力为里实</td></tr>
<tr><td rowspan="3">以微急、微大、微缓、微涩、微沉为腑
以甚急、甚大、甚缓、甚涩、甚沉为脏</td><td></td></tr>
<tr><td colspan="2">六气</td><td colspan="2">四时</td><td colspan="2">气候</td><td colspan="2">日干</td><td colspan="2">月令</td><td colspan="2">时值</td><td></td></tr>
<tr><td colspan="2">天和有夜否也</td><td colspan="2">春弦冬石</td><td colspan="2">各旺七十二日</td><td colspan="2">阴阳五行</td><td colspan="2">正月建寅</td><td colspan="2">寅肺卯大肠</td><td></td></tr>
<tr><td colspan="14">浮风芤血滑多痰，沉因气痛缓肤顽；濡多有汗偏宜老，细气少兮代气衰；数则虚烦大病进，实热弦劳紧痛间；涩则伤精阴血败，弱脉精虚骨体疼；伏为热极结为积，革去精血亦奇哉？洪热微寒脐下积，又闻迟冷伏格关；长则气理短则痛，虚惊动脱血频来</td></tr>
</table>

表六

左					右			
沉而有力：里实	沉而无力：里虚	浮而有力：表实	浮而无力：表虚		浮而无力：表虚	浮而有力：表实	沉而无力：里虚	沉而有力：里实
心烦而燥、内热、梦遗、恶心、口干、癫狂、谵语	精神恍惚、惊恐、悸怖、恶人声、健忘、不寐	头痛、发热、口干、身痛、目皆赤色	自汗、恶寒、寒战、恶风、腠理不固、寒气不卫	寸脉候心与肺	自汗恶风、皮肤瘙痒、背恶寒、喷嚏、流清涕	发热、头痛、头风、眩晕	气短不续、吐清痰、寒嗽、虚喘	咳嗽、有痰、积喘甚、气壅、老痰咳吐不出
粑粑、多怒、筋急、疝痛	惊恐、血痹、多疑、犹豫	胁痛、腹胀、目痛、目胀	目视不明、目生花	关脉候肝脾	四肢不举、倦急嗜卧、四肢浮肿	腹胀、胸膈痞满	畏寒、恶食、泻泄、恶心、翻胃、呕吐	寒积、宿食、陈积
肾气盛、阴旺、膝痹、疝痛、左睾丸偏大	精冷不固、足寒、腰重	淋涩、小便难、便赤浊	盗汗、耳聋、小便难、膀胱癃	尺脉候膀胱肾大小肠	证同左	肠风、风痹、耳鸣	肾虚腰重如带多钱、腰痹不能转摇、肾水、足	寒疝痛、腰痛、痢疾

表七

	左寸前候心(司血脉汗舌)	右寸前候肺(皮毛气喉背)	
沉兼三克口干上热，沉短濡大虚烦不眠，沉细益前心膈虚膨，沉涩兼弦芤汗出，沉滑心热痰壅，沉洪口渴，沉濡涩弦忧、气郁结	浮兼三克头晕有痰，浮涩头晕恶寒，浮短、洪、弦头痛，浮滑而洪占女子孕，滑浮而洪头痛眩晕多痰	浮滑头目眩多痛，浮涩兼弦头痛恶寒，浮洪或溢头痛痰腾，浮弦溢前气少肩背胀急，浮兼三克鼻崩，浮短头痛，浮洪紧牙痛，按虚下洪高年咳逆不洽，浮细而坚头痛，浮细无力虚汗，沉洪痰热，沉细而滑咳嗽痰红火炽，沉滑而短弦俱嗽痰，沉短兼诸少气	凡洪涩弦为三克
叔和寸脉诀	左寸后候膻中宗气	右寸后候胸中(上焦输气)	芤洪散长大满弦轻手得之，伏石短细牢实重手得之
急为头痛，弦为心咎，紧为肚痛，缓为皮顽，微为腹冷，数为胃热，滑为痰壅，涩为少气，洪为胸连胁满，沉为背引恶寒	沉洪、滑掌心热，沉涩弦短芤惊悸，浮迟三克背瘪肠，浮涩弦臂肿恶寒	浮涩或弦胸膺胁痛，浮濡弦大面热，沉短兼滑短气，沉弦洪涩为痰，沉洪足热粪秘	
关前为阳喑阴	左关前候肝(司血筋肝胆目胁)	右关前候胃(纳受饮食)	
阳弦头痛，阴弦腹痛，阳数吐头痛，阴微泻脐痛，阳实大滑舌强，阴数热口臭，阳实面赤风，阴微盗汗，阳微浮弱心寒，阴滑食脾泄	沉洪体痛，沉弦涩四肢麻木，沉濡弦胁痛，沉滑弦眩晕，浮数细长左有积，浮细濡膝胫无力，浮洪长肝火壮热、头痛、目眩、女子多怒，浮洪弦涩俱为目痛，浮涩秋来为病预迟，涩预决脊迟患风	浮兼大溢恶哕，浮涩弦大面热，浮滑按涩食滞，浮涩多兼食呕吐，浮短口淡无味，浮短滑酒伤，浮弦沉大喜饥，芤吐红伤胃，洪虚脱热来去，沉涩兼虚实腹胀消食，沉短涩胃口积痛，沉小涩弦嗳气胸痞	

续表

关诀	左关后候膈(中焦生发之机)	右关后候脾(司运化四肢血气)	古四时脉
浮酸不食,紧牢气满,弱数胃热,弦滑胃寒,微心胀满,沉膈吞酸,涩为虚,沉为实,濡为腰重下虚,伏为水结癥聚	沉短膈胀,沉涩洪弦膈热,沉涩弦膈腹有时	浮弦细涩寒伤于脾,浮涩兼弦寒而失卫,涩小弱易饥易饱,沉洪实易消食,沉小虚弦体热,沉短气不足,沉涩大食泄,芤痰红崩利	弦而长肝之平也,浮而散心之平也,中和缓大胃之平也浮而涩肺之平也,沉滑软实肾之平也
尺诀	尺前候肾(腰耳瞳精骨髓)	两尺前候肾	今以浮沉弦食分配浮为阳风,为表(虚实);沉为阴湿为里(虚实);迟为脏为寒为冷;数为腑为热为燥;滑为血多气少;涩为血少气多
滑女经不调、男小腹胀,伏为谷不化,微为肚痛,弱缓胃热上焦,迟寒下焦,涩为胃冷呕吐,弦牢腹胀阴疝,紧为腹痛,沉为腰疾,濡数浮芤小便赤涩	芤不能久视,弱短涩耳鸣,缓细腰重伤湿,沉涩腰痛,沉大洪虚口干,浮滑弦腰膝直,浮短胫清,浮涩耳无闻		
任尺候下焦前阴	两尺候下部至足	尺后候下部至足	
沉涩弦小腹血瘕,短弱溺后小腹痛,数长不月,大数偏坠,沉滑大弦微赤便淋浊,弱滑阴痛,芤胫酸,沉涩女人胎漏	沉涩短弦遗精、带、老人频溺,浮小涩肛门痔漏,浮短足不能行,浮弦涩脚气,浮弦小膝痛,浮涩弦足冷脉	沉涩兼弦大洪健俱为大便燥艰,沉小兼弦溏泄,沉弦无力溏且结,沉涩无力虚泄,沉三克食泄,沉洪滑热利而下,沉短涩久利宜补,沉短滑微下血,长覆为疝,弦涩失气亡阳	

卷二

茶山叶广祚编著
同社简兆元、潘毓珩校定

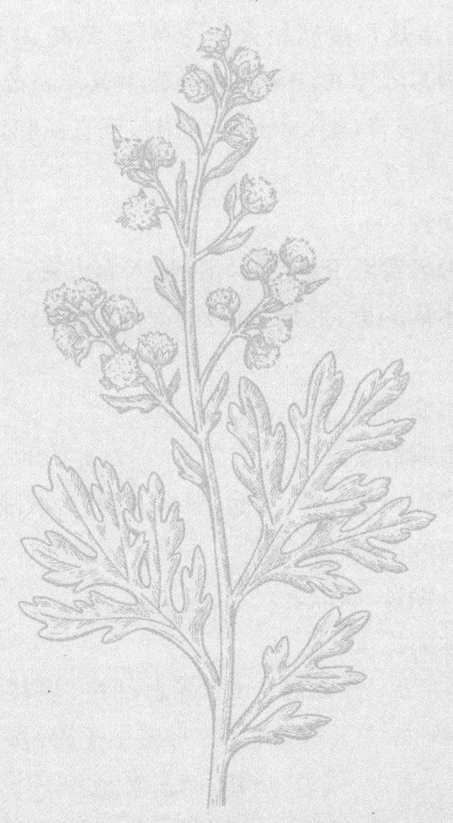

中风

《内经》曰：风者，百病之长也，变化无常，又曰：风之伤人也，善行数变，或为寒热、为热中、为寒中、为历风、为偏枯。岐伯言：风有偏枯、有风痱、有风懿、有风痹（半身不遂为偏枯，四肢不收为痱，忽不知人为懿，三合为周痹、着痹），其名有暴仆、暴瘖、蒙瘖、㖞僻、瘫痪不省人事、蹇涩、痰壅（左瘫血虚，右痪气虚）。

诸风掉眩属肝木（掉摇眩晕，风木生火，属阳主动）；诸暴（卒也）强直（属肝胆）；诸肢痛腰戾、里急筋缩属风木（肢硬横亢乖戾筋挛失常）；诸热瞀瘛属相火（心包络、三焦，瞀，神昏，气浊热则肌肉跳动，热极则闭，暴死、暴瘖，火制肺金，狂惊，火性皆速）；诸寒收引及厥逆禁固属肾（禁寒固肢硬也）；诸痓强直属脾胃太阴湿土（痓痉反折、有刚有柔）。

《明堂图》：

肺经：中风臂厥卫虚，颤掉心风，入为头旋。

心经：本病为厥，肝风入癫痫，脾风入眩晕呕吐，肾风入战掉唾衄。

肾经：本病骨厥，肾本，风为旋风。

胃经：本病骭厥。

脾经：瘫痪风重，脾不行也，肾风入脾，为肢战、昏困。

胆经：阳厥。

膀胱经：偏风、踝厥。

督脉：本病折厥。

河间主乎火：言肾虚火炎、五志过极、热甚，不知非外中；东垣主乎气：言人气虚自病；丹溪主乎湿：湿生痰，痰生热，热生风，分血虚、气虚、痰盛，而东南尤多。

三家专言内因，要以元精虚弱、荣卫失调而外感随之，未可泥一辙也。

中腑：着四肢，半身不遂，㖞斜能言，汗出身暖，易复，面现五色。

中脏：滞九窍不省，舌强，喉鸣，唇青，身冷则死，且吐沫，失音，瞽，聋，便闭痰壅。

中经：邪在经即克不胜，手足不随，语言涩滞，乃中经也。

中络：邪在络，肌肤不仁，左瘫不遂，血虚与死血也；右痪不遂，气虚与湿痰也。卒昏牙紧者，风痰也。

中血：外无形证，内无阻隔。

[12]中脉：肢不能举，口不能言。

肺中之状：多汗恶风，色白，时咳，短气，昼轻暮重，诊在眉。

心中之状：多汗恶风，善怒，色赤，不能自言，唇焦体裂，诊在眉。

肝中之状：多汗恶风，善悲又善怒，嗌干，色青，诊在目。

脾中之状：多汗恶风，体怠肢困，不嗜食，色黄，诊在鼻。

肾中之状：多汗恶风，浮肿，脊痛，隐曲不利，色黑，诊在鼻。

胃中之状：多汗恶风，不能食，膈塞善满，失衣则腹胀，寒食则泄，诊形瘦而腹大，久风为肠风飧泄。

胃：风气与阳明入胃，循脉而上至目内眦，人肥则不得外泄，为热中；大瘦则外泄而寒，为寒中而泣出。

膀胱：风气与太阳俱入，行诸脉，散于分肉之间，与卫气相干，其道不利，故肌肉䐜䐜而有疡，卫气凝而有所不利，故其肉不仁也。

---

12 前中经、中络、中血、中脉，原书并无“中”字，为整理者加。

首风之状：多汗恶风，当先风一日则病甚，头痛不可以出内，至其风日则病少愈。

风气循风府而上，则为脑风；风入系头，则为目风，眼寒；新沐，中风为首风；各入其户为偏风；因醉饮后而得为漏风。

泄风者多汗，湿衣，口干，不能劳事，外在腠理，为泄风也；内疏泄也，即汗泄入房，汗出为内风，孙思邈言即“泄风”也，乃房劳后，汗流而内疏泄也。

凡腠理开则洒然，寒闭则热而闷，寒则衰饮食，热则消肌肉，使人怢慄，名曰寒热，乃风气在于皮肤之间，入不得通，外不得泄，行而数变。人肥不得外泄，为热中；瘦得外泄而寒，为目泣。

岐伯曰：风，阳也，天气也，主外，或犯风邪巨者，阳变之则入六腑；阴也，地气也，饮食不节，起居不时者，邪阴变之入五脏。喉主天气，咽主地气。阴气从足至头而下至臂，阳气从上至头而下行至足，故阳病上行极而下，阴下行极而上。故伤于风者，上气变之，伤于湿者，下先发之。

凡中风卒昏牙紧者，风痰也，左不遂瘫痪，血虚与死血也；右不遂瘫痪，气虚与湿痰也。四肢牵急，面五色恶，风寒在表也，中腑也；九窍滞，唇缓，失音，耳聋，鼻塞，目昏，二便涩，里也，中脏也；外无六经之形，内无便溺之阻，肢不举，口不能言，在中也，口眼歪斜，中经络也。

《内经》谓风之数变，后人河间主火，东垣主气，丹溪主湿，专言内因，三者要亦相乘要之，中腑则病四肢，中脏则病九窍，按症而审治之。如诸不治危症，亦多救而苏息，但不翻动惊慌，以小心裁之，以定力持之为要。

脉，宜浮迟，浮迟者吉，急疾者殂，并忌大数。《脉经》曰：

脉微而数，中风使然，其或沉滑，勿以风治，或浮或沉而微而虚，扶危治痰，风未可疏；《鉴》云：风邪中人，六脉多沉伏，亦有脉随气奔，指下洪盛者，挟寒则脉带浮迟，挟暑则脉虚，挟湿则脉浮滑，寸口沉大而滑，沉则为实，滑则为气，气实相传，入脏死，入腑愈。此为卒厥，不知人，唇青身冷为入脏死；身温和，汗自出为入腑，而复自愈。脉阳浮而滑，阴濡而弱者，宜吐；或浮滑、沉滑，或微虚，则虚与痰也；与伤寒、热病宜洪大忌沉细有别。若脾脉缓而无力者，难治！风归肝木，木克土，大便洞泄，故不治也。

危症：摇头上窜，动止筋枯，口开手撒，头面青黑，眼合遗尿，痰喘作声，直视吐沫，喉如拽锯，面赤如妆，汗缀如珠。

春甲乙日得为肝风；夏丙丁日得为心风；秋庚辛日得为肺风；冬壬癸日得为肾风；季戊己日得为脾风。

风类总穴（与厥寒逆癫痫参看）

列缺：一切风痉，偏头痛，㖞。

屋翳：瘛疭，不仁。

丰隆：厥逆，手足卒青。

内庭：四肢厥逆。

历兑：尸厥，中恶。

商丘：癫痫。

隐白：卒尸厥不知人。

大横：大风逆气，多寒善悲。

灵道：瘛疭，肘掌暴痛。

神门：五痫，哭笑。

少泽：瘛疭。

尺泽：癫病。

三间：善惊。

阳溪：狂言，喜笑，见鬼。
温溜：伤寒，身热，癫狂，见鬼。
曲池：瘛疭，颠疾。
阳谷：治妄言笑。
巨髎：偏风，口㖞。
太乙、滑肉门：癫狂，吐舌。
三里：噤㖞，痹痛，狂言，狂笑。
解溪：瘛疭、癫病、惊恐、不乐。
少海：癫痫，吐舌。
腕骨：惊风、瘛疭。
支正：风虚、狂言、身热。
天窗：暴瘖。
五处：瘛疭，颠疾。
络却：瘛疭。
膈俞：中风，支满，不食。
魄户：五尸走疰。
委阳：飞尸遁疰，痿厥不仁。
飞扬：狂言，颠疾，吐舌，痓，反折。
承山：瘛疭。
昆仑：尸厥，中恶，风痫，口噤。
申脉：颠疾。
仆参：一切风痫，癫狂甚者。
京骨、束骨：癫狂。
涌泉：风痫。
复溜：风逆，四肢废。
照海：大风，偏枯不遂，默默不知所痛。
筑宾：癫狂，吐沫。

天井：大风，默默不知所痛，惊痫，瘈瘲，吐舌。

颅息：发痼，风瘈。

听会：癫狂，瘛疭。

上关：瘛疭。

悬厘：羊癫。

曲鬓：暴瘖，噤，牙车急。

本神：颠疾，口吐涎沫，痫。

完骨：中热，喜寐，尸厥，颠疾，僵卧，狂疟。

环跳：偏风，半身不遂。

阳交：寒厥，癫狂。

外丘：颠疾。

光明：卒狂。

大敦：中风，喜寐，尸厥。

曲泉：膝痛，筋挛，发狂。

章门：厥逆，善恶，少气。

长强：寒痓，颠疾，惊痫，瘛疭，吐沫，惊恐失精。

命门：瘛疭。

筋缩：狂走，颠疾，脊强，目上视。

身柱：颠疾，瘛疭，怒欲杀人。

后顶：颠疾。

百会：风痫。

前顶：风痫。

神庭：癫风羊鸣，狂歌不寝。

中极：尸厥。

巨阙：疯癫，浪言，或做马鸣。

多用于手足头背，此治穴治大概也。风之所感，由外及内，故从阳分治之。

按症分治腧穴先后要法：

治病要法，有兼表里、标本，其先后取舍、临时变通，所汇灸法，或复而同一经，或多而难并采，或遗于此而附于彼，或握其要而有其烦，或病深而攻其里，或感浅而治其表；冬夏酌乎时，老幼视其质，疑似核其真，攻守防其失。兹先其要者，汇于圈内各穴，注其义理，至圈外亦以类附之，备采焉。

中风

本症与中寒、五厥、五痫、痓痉异而同，与中寒、伤风、中恶、中气、中暑同而异，《内经》分偏、痱、懿、痹四证，后人分火气湿三家。在腑病肢，在脏病窍。此为总持，存危在顷刻，定力而镇以小心，所得效者，一二壮艾耳。神而明之，存乎其人。

神庭、百会：百会为百病之要，而神庭又兼治目戴风痫，二穴择用、兼用，但上部牵掣而下部厥冷，又宜先灸足，及手及腹以提之；若手足瘈掣而上部昏迷，则先治头，以上提之，此间先后存乎窍妙；若其人阳气尽升而不降，又复多灸头面，此犹一点将尽之火而复扬之，使尽则失策矣。且中风治头腹手足而后治其背，盖不可翻动，防痰壅而魄散也，最忌惊慌！且小儿之痫，外感治其风邪，内伤治其脾胃；若大人肾虚气脱，治在关元、神阙者不同；若妇女郁气滞血又与男子有异，治在变通，皆意度之云耳。

涌泉、然谷：头有病而足取之。肾为男子虚邪之根，查涌泉治风痫，而然谷治噤口，照海治偏枯，又可兼用，但急速先取然谷一穴治之，及腹通谷使其出声，为有济，乃治手足余经。

关元、中脘、巨阙：心痛癫鸣治巨阙，中部噎昏治中脘，下部虚脱治神阙、气海、关元，此与中寒皆要穴，至上部不精通，又治膻中，膻中、中脘、气海，此天地人三焦之正治也。

听会、颊车、列缺、温溜、上关、内庭、完骨、通天、翳风、行间、手三里、风池：㖞斜先定乃可徐图，是以汇此择用，此证所治尚有腧穴，今附于后，可以备考而用也。

合谷：噤，瘖。

支沟：治噤，瘖，不汗。

大敦：使其苏省。

阳陵泉：治一切外感。合谷治噤瘖诸症，皆要穴。

神门、腕骨、足三里：神门治五痫。腕骨治瘛疭、不汗。三里治百病，为灸火之后户。凡灸宜加此穴。

以上诸穴，又在择用，一身不尽治，一时不兼治，酌其谨紧着，或治四肢以散诸表，或治腹里以应乎中，或治头治足，以使降者可升，升者得下，固其元气，祛其风痰，视其转动乃徐图之。

曲池：此穴配合谷乃可上行至头，一切风病、伤寒余热、百病。

偏历：治风病汗不出，乃㖞斜，嗌干。

尺泽：治风痹，喉痹，舌干。

内关、间使：治失音二穴，择用间使。

曲泽：治口干。

阳谷：治妄言笑。

历兑：治尸厥，中恶。

肩井、天井、阳交、仆参：尸厥，中恶。

承山：瘛疭。

风池、地仓：口㖞，左右交取。

手三里：……

中风不语（中寒、寒厥、五痫、伤寒、伤风、中恶、中暑、中气、食厥、痓病、风痹、一切参看)：百会、神庭、上星、囟会、前顶(凡不语及痫，此五穴取一穴用)；风池、率谷、大椎、肩井、颊车、地仓、风门、劳宫、合谷(噤瘖)、中冲、关元(凡中寒，脉沉细者皆宜灸此)、足三里、间使、内关、中脘、气海、通谷、天窗、人中(宜省)、中渚、行间、上关、神阙、章门。

㖞斜：听会、合谷、曲池、地仓、风池、三里、太渊。

半身不遂：百会、肩髃、曲池、合谷、列缺、阳陵泉、风市、环跳、绝骨、丘墟、腕骨、肘髎、上廉、足三里、昆仑、大巨、冲阳、照海、三阴交。

瘫痪(合不遂并前项)：手三里、腕骨、合谷、绝骨、行间、曲池、中渚、阳辅、昆仑。

四肢不仁：大巨、日月、中封、曲泉、三阴交、跗阳、临泣、上廉、风市、至阳(肢痛、少气、难言)。

手不仁：肩井、曲池、合谷、中渚、支沟、膻中、手三里。

不省人事：中冲、百会、大敦。

不语：少商、前顶、人中、膻中、合谷、颊车。

角弓反张、盲视：百会、百劳、合谷、曲池、行间、阳陵泉。

手足瘙痒不能握物：臑会、腕骨、行间、风市、阳陵泉。

瘛疭：颅息、瘈脉、上关、屋翳、大杼、神道、命门、灵道、少泽、腕骨、阳谷、天井、解溪、昆仑、金门、跗阳。

癫狂(癫狂错乱不正也)

癫者闭目自言，日用事也；狂者大言明目，浪语跳走；郑声者，声颤不接，细语也。或蓄血亦有失语、狂妄之病。

阴附阳为癫，阳附阴为狂；脱阳者见鬼，脱阴者目盲；心热盛则多喜为癫，肝热盛则多怒为狂。

心风者，君火为相火所助虐也，痰动气冲则病之。

肠胃实热、火郁或不遂志者，此病以安神养血、降痰降火治也。

脉：癫，大滑者生，为心血不足；沉小急不治。狂，实大者生，为痰盛；沉小不治。狂脉宜虚忌实。

心风自煽，荣血迷包，《鉴》载缚两手合灸中冲，《要》不止此穴。

卒狂：间使、曲泉、光明。

癫：长强、身柱、束骨、大椎、百会。

狂言见鬼：阳溪、温溜、阳交、仆参、太渊、偏历、阳谷、大陵、公孙、下廉、筑宾。

癫狂（附邪祟）：神庭、脑空、天冲、完骨、人中、兑端、本神、身柱、上脘、太乙、滑肉门、阴郄、前谷、后溪、阳谷、行间、外丘、陷谷、解溪、上廉、金门、跗阳、丰隆、肺俞、后顶、巨阙、水沟、少冲、心俞、通里、神门、大钟、灵道、少海、少府、胆俞、乳根。

善笑：劳宫、大陵、列缺。

悲噫：日月、大横、人中、百会、神门、通里、灵道、支正、商丘。

邪祟：（凡狂妄太甚，缚手足大拇指半甲肉合灸七壮）

穴：内关、百会、水沟、间使。

忧思伤心暴亡（目不变、舌不缩可治）：阳池、心俞。

食劳伤脾（肢冷身温、唇温可治）：冲阳、脾俞。

湿气肾劳（肢冷身温、目不变、口无涎可治）：京骨、肾俞。

怒伤肝（如前口无涎可治）：丘墟、肝俞。

食冷伤脾：合谷、肺俞。

心性呆痴悲泣：通里、后溪、神门、大钟。

心气虚短歌笑：灵道、心俞、通里。

心惊怖言错乱：少海、少府、心俞、后溪。

心虚胆寒摇掉：腹俞[13]、通里、临泣。

心虚神思不安：乳根、通里、胆俞、心俞。

心惊发狂不识人：少冲、心俞、中脘。

心虚怯怕：阴郄、心俞、通里。

风痫

应五脏，卒发，倒，口㖞、肢掣、气绝、口涎、声嘶妄叫、一顷乃苏。七情内郁，六淫外干，或小幼惊触、心窍停痰。乃气虚而痰火。

脉：阳浮、数热一腑；阴沉、滑痰一脏；脉浮病浅，脉沉病深；虚弦为惊为风痫，清痰平肝为主。

五痫吐沫：神门、心俞、鬼眼。

风疹喜摇动：曲泽、涌泉、环跳、肩髃。

痫症：神庭、少海、少冲、前顶、天井、长强、少商。

猪痫属右肾：亥心包，作猪叫吐沫，以巨阙为主。

鸡痫属胃：酉合阳明，作鸡声惊猜乱扯，以神门为主。

牛痫属肺：丑太阴湿土，作牛吼正视，以巨阙为主。

羊痫属脾：未土，作羊叫吐舌目瞪，以尺泽为主。

马痫属心：午火，作马嘶反张嘶鸣，以仆参为主。

风痫（并瘛疭、尸厥，与小儿科五痫急慢惊参治）：神庭、百会、囟会、前顶、神阙、风池、气海、巨阙（猪牛痫）、身柱、尺泽（羊痫）、颅息、瘈脉、上关、上脘、涌泉、屋翳、大柱、神道、命门、灵道、少泽、腕骨、阳谷、天井、解溪、昆仑、金门、跗阳、商丘、期门、后溪、神门、少冲、中脘、通里、大敦、脾俞、合谷、中冲、中

13　无此穴，疑为胆俞。

庭、仆参（马痫）、然谷、人中、心俞、鬼眼。

痓病（痉字之误也）

大阳为风寒湿所中也。筋原枯不润而急缩，故节强痓耳，乃血气虚。

其症：项强、耳直、足寒、身热、面赤、头摇、口噤、目赤、反张，有胃风者，有伤寒后者，破伤风者。

脉，或强直、伏坚可治，或沉细、伏弦难治；目开无汗为刚痓，目闭有汗为柔痓；手足冷、脉细为阴痓，牵扯战摇为风痓。

痓病：颅息、大迎、太冲。

身重不仁：大杼、风门。

风痓，噤、面肿、寒热骨痛：脾俞、中膂俞、肾俞、肝俞、长强，不语加承浆。

中湿（内外中虚则入也）

风与湿相搏，而火热生湿土，故夏天去卧凉湿而浸入肌肤、骨节，或恣食瓜果，而湿浸五脏。入肤为顽痹，入气血为倦怠，入肺为喘，入肝为肿胀，入腑为胁满而肢节不利，入肾而腰痛脚坠，入腑则麻痹不仁，入脏则舒伸不便也。

其病头重目眩，骨疼，手酸，肢倦，麻木，腿肿，筋挛，小腹疝偏坠，浮肿，吊痛，目黄，尿赤黄。

湿伤脾肿胀、泄泻、身黄；湿伤肺咳嗽，喘急，身热；湿伤肾腰脚重，骨疼痛；湿伤肝大筋软，目昏，胁痛；湿伤腑麻木不仁；湿伤脏屈伸不得；湿伤里腹满。

痹痛肿胀等，各从分类参治：

膈俞（身常温周痹）、丰隆（身湿肢重）、环跳（冷风湿痹）、委阳（风痹、髀病）、三里（水肿）、曲垣（肩周痹）、屋翳（肿不可近衣）、巨虚（湿下痉痛、肉脱）、商丘（骨痹）、腰俞（徐氏）。

伤寒

十二经传变之候

三阳：头痛、鼻塞、胸烦		
太阳膀胱	阳明胃	少阳胆
分野在额，兼肾为两感，难治，头痛，口干	烦渴，兼脾为两感，腹满，身热，谵语	半表半里，耳痛；兼汗为两感；耳聋，囊缩，不食，虽食不知味
起目内眦，从头下项，行头至足。 头痛，项强，腰痛，节痛，身热，又有但寒恶者	起鼻上目上头上额，循面行身前下足。 头额痛，目痛，鼻干塞，身热，便结，不得卧，自汗，亦有不汗者	起目外眦，上额，络耳中，循胸胁，行身足侧下足。 头痛，目眩，口苦，耳聋，胸满，胁痛，心烦闷，寒热
本病恶寒无汗、汗出恶风为伤风而脉浮；或热多寒少，或不大便而泉渍，或热结溺涩，或汗后不解，或汗不止，或蓄血发黄，或喘或呕，恶寒无汗，脉阴阳俱紧	或不恶寒而反恶热，烦渴，作呕，津干狂言，胁痛，或瘀血发黄，下血，谵语，或为痼冷，或胸烦恼侬。 尺寸俱长	凡头痛入脑、四肢冷者不治；无大热而噫闷者，则入阴经。 尺寸俱弦
在阳分者，宜表，不可遗太阳而但治阳明也；宜汗	不当汗，不宜利，胃实要下	汗则恐犯阳明，下则恐犯太阳。宜和解

三阴：		
太阴脾	少阴肾	厥阴肝
	有身热而无头痛	盖厥阴与督脉会于巅，故头痛兼呕吐
起足，行腹，络咽，连舌本	起足，贯脊，循腹，络舌	起足环阴循腹上唇口与督脉会于巅
直中者，腹痛，吐痢，肢冷。传者，腹满，嗌干，自利。 误下太早，则腹痛，或大便不通，遗溺，不渴；三日以后大发热者，难治	房劳直中，则脉沉，足冷。传者，口燥舌干。 或自利，心腹胀满，或大便硬，内热，或厥逆，畏寒，欲吐不吐，腹痛自利，干呕、咽痛，善渴	头痛而身不热。八日以后大发热者，难治。 骤发者，唇青，囊缩，急宜灸之；传者烦满，舌卷，囊缩，耳聋，身痛，腰弓
脉沉细	脉微缓	脉沉涩

以上六经，虽云六日传变，七日渐复，此论其常也；有身虚而兼传两经者，有体实而不能传人者，不拘日数，但看症候可也。

外伤：肺气在鼻（伤寒鼻干，伤风鼻涕），头痛作而不止。左手脉紧盛。

内伤：脾气在口（口不知味，少言），头痛时作时止；右手脉紧盛。

伤寒：头痛，寒热，脉浮，为表，手背热，身热目明，身动，不寒；口失味，二便闭泄，腹不和，脉沉，为里，手心热，身凉目昏，身静、恶寒。

内伤：气口脉大，饮食劳役而内不足，不恶风，偏恶些小贼风，恶寒就火小暖，发热时作时止，头痛作止，寒热间作，倦怠四肢不收，言语先重后轻，手心热背不热，大渴，神思昏怠，显在口不知味、涕沫。

外伤：人迎脉大，风寒后肋骨外有余，伤风恶风不耐一切风。恶寒猛火不除，恶热无休歇，头痛无歇，寒热无间，筋骨痛不自持，言语先轻后重，手背热手心不热，不渴，神思猛壮，显在鼻塞涕，口知味。

三阳表里

太阳以皮为表，若溺赤则入膀胱，里也，恶寒。

阳明以肌肉为表，若渴而谵语，则入胃里也，自汗。

少阳以胸胁为半表半里，多呕。

表寒里热则不衣而外寒，阳不足则阴出而为寒；里寒表热则外热而畏衣，阴不足则阳入而为热（三阴为少阴，反热余不热）。

气热为烦为肺为心，先烦后燥为阳证；血热为燥主肾，不烦便燥则为阴症（烦者心不安也，燥者肢燥乱也）。

阳虚阴盛汗之愈、下之厄，阴虚阳盛下之愈、汗之厄。

汗下半宜吐和，阳极、寒极反治，俱无，不可犯上犯下；阴极热极反治，俱有，审其孰多孰少。

宜急下者，热气入脏，咽焦口燥，狂谵便结，救肾枯胃热。

宜急温者，厥冷干呕，吐利，汗后恶风及烦躁，身痛，心悸。

太阳症燥宜汗，阳明烦躁宜下，阴症宜温，凡恶寒、恶风皆宜表。

当汗而下则为瘀血，懊侬，痞气，结胸。

当下而汗则为悸阳，亡阳，谵语，厥渴。

不可汗者，诸虚咽疮，淋血，脐动，风温，脉迟。

不可下者，诸虚咽肿，呕厥，结胸，动气，脉浮虚来。

不可吐者，败冷脉微，胃气已亏。

宜汗者不汗则危，如大汗后脉静者，生燥疾者危，此阴阳交也。

宜吐者不吐，恐结胸、结胃发狂，心烦身热不休，属表。

寒热：太阳症寒多，阳明症汗出，厥阴症自汗。

潮：阳明申时，少阳寅卯，太阳巳午；午前热属肝，夜潮热属肾；火入肾经为燥，火入肺经为烦。

昼轻夜甚为阴虚，夜静昼甚为阳虚。

盗汗：胆有热，寐则气入里而表不密。

头汗：周身汗，邪风上行于面也。

伤寒伤风两感：伤寒见风，伤风见寒。

三阳合并病：春温，夏热，湿，秋燥，冬瘟。

类伤寒外感：虚烦；内伤：痰症，食积，脚气，瘀血，疮毒，痘疹，劳发。

传阳：便闭自汗，热，谵语，发狂，口渴，腹满，溺赤涩，狂走，喘急，呕血，发阴。

传阴：厥冷，吐利，静蜷，咽痛，郑声，坐井。

中寒

直中太阴，中脘疼痛；直中少阴，脐腹疼痛；直中厥阴，小腹至阴疼痛。

诸虚挟火而脉数，不可灸。不可再灸者，其犯手之穴也。

若太阳症宜汗反用火灸者，邪从病为腰下重痹，又云内火外火相并，热外发则身发痹，小便难，谵语，烦躁，节痛，甚则循衣。

复来入里乃入胃及大小肠也。

伤寒杂病（七日以前，起于头痛、项强、身痛、发热恶寒、有汗、无汗、咳嗽、口渴，过七日为杂症也）

面：阴盛者赤而黯，阳盛者赤而光，赤不红活为下虚。拂郁，戴阳。

目盲：脱阴或因衄后。

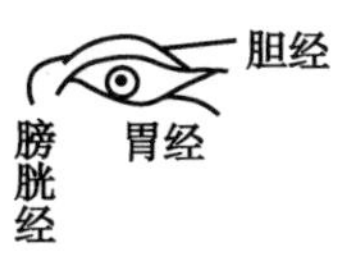

鼻鸣：上通肺，下膀胱，风寒塞。

聋耳：亡阳乂手耳热，少阴肾病，或胆。

舌：传表无恙，传里则由白而黄而燥黑，白苔中见黑，热未解也。白苔下利者，不利四边红而中黑者，失下也。黑尖为虚烦，舌点热毒深。

气逆阳上冲；气喘太阳无汗而喘；阳明汗多而喘，喘而汗出者危。喘宜汗不宜下，下后不宜再下。气短不足息者，实少，不足息者危。

呕：湿呕、干呕，总阳明，半表半里；厥阴风邪上涌，头痛干呕。

吐：臭为热，酸为热，臊为寒，腥为寒。

哕餲：胸间气塞，呃即干呕而声稍长，或水寒相搏，或邪热上壅，看其症候。

火邪：漏汗、惊狂，先热后厥，先阳传阴，另有热厥微冷而发也。

谵语：妄也，胃热乘心，有多汗而然者；重也，有已汗而亡阴者。

郑声：已下胸烦而然者，愈也；后仍然者，邪留心包也；如逆气，下利，厥冷而脉有沉细者死；脉大声清者生。

懊侬：比燥更甚，误下，客热在膈，大便结小便难，必发黄。

动气：素有五积因也，邪攻而妄汗吐下之。

霍乱：邪犯三焦，上焦吐而不利，中焦上吐下利，下焦利而不吐。

大便闭：邪入里，肠胃津液内竭也。小便如常者徐俟之，又有身冷而下寒结者。

小便闭：虽急，治下焦而重寒不疏，其上流惧有泛里之患，若热闭者另治。

小便难：阳入阴分，膀胱热，本经虚。

溺血：兼发斑看。

唇：焦，因瘀血或因衄血，青则寒中。

口：干，胃热；燥，脾热。凡燥忌汗。涎，阳热盛为涎热，少阴寒症则涎冷。

衄血：又不能汗而致者，大阳，因汗得衄者愈。凡衄不宜急止，恐成结胸；直中少阴，而妄汗之致衄者，鲜治。

吐血：阳邪不汗，入胃为瘀血。

发斑：火毒伤寒为阳毒，春为温毒，夏为热毒，不得汗而心火入肺，或片而黑者危，切忌再汗；或身凉者亦危，阴症发斑则相火乘肺止胸，及背手足少也。

发狂：胃热入心。

呃逆：出于肺，分阴阳症；右肺则咽干鼻燥衄，火自上脐与厥阴相冲，腹满不得溺者危。

咽痛：脾络咽，肾络喉，热邪乘则痛，或汗下阴虚而生热者，七日大下后脉迟、咽痛及泄脓血、厥冷者不治。

脏结：上为结胸，下为脏结。若肋脐腹引阴筋俱痛者，丹田有热，胸中有寒，难治。灸宜丹田云。

结胸：太阳下之早，则表邪乘虚客于上焦，故为结胸。大结胸不按而痛，小结胸按之始痛，有水结、血结，阴毒、阳毒，脉大者不可下之，仍烦躁、饱逆者不治，或未下而胸满者，非结也。

痞气：半表下早，邪入中焦为痞气。心痞者，肝热也；下利者，有水也；唠噫，胃不和也。

新旧相引：右肺则咽干，鼻燥，衄，渴饮水即吐；左肝则肉瞤，身热；上心则上冲作渴，掌热；下肾则心烦，骨痛，呕吐下利。审其所起而治。

动悸：即怔忡神虚，或水停心而摇。

脐满：或血瘀，或溺赤涩，宜灸关元。有血结、热结、冷结膀胱分。

腹痛：上属脾，中属胃，下属肝。阳症不可按，阴症可按。邪入里。

胁满：少阳，必耳聋，尚在太阳则项强，入阳明则便闭、舌苔黄。

胸满：邪入胸胁，少阳所属。

腹胀：入胃将入脾者，喉干口燥则入脾矣，可下之，若厥冷，急温之。

如狂：热结下焦，太阳热传下焦，有阴感发燥，太阳身黄溺涩。

狐惑：狐下唇有疮，食其喉，惑上唇有疮，因邪气入腹，食少而饥，又有虫专食其脏者。

小便而大便枯，有瘀血，宜蜜导之。

溺浊：脘移热于小肠。

溺数：实则数，虚则频。

肠垢：渴，皆忌身热。

自利：俱挟热，脉实，壮人不可急止。

鸭溏：不渴，弱人不可再下。

手足挛搐：风，漏汗后不密防。

四肢拘急：阳虚，吐、汗后仍厥逆。

筋惕肉瞤：阳虚。

瘈短：风热。

瘲长：风热。

慄：心邪胜。

战：身正胜。

蛔厥：下寒而上窜，到大饥，不得饵食，则食下部肚门。

灸伤寒：先腹，次背，次头，次手，次足，穴法循之。

膺腹中行，次二行，次三行，次侧部。

中行：膻中（以下五穴治上气喉面）、中脘（伤寒以此为根底）、神阙（蒸脐直扶元气，胜于补益诸药）、阴交、气海（男子生气之海，即丹田，与膻中为天地人）、关元（近下分之病，宜灸）。

二行：通谷（喎、哑、呕）、肓俞（少阴之会）、大赫（阴缩）。

三行：不容（口干）、关门（振寒）、天枢（重感）。

四行：期门（过经不解亦可，预防伤寒要穴）、府舍（大横下四寸，三阴、阳明交会）。

侧部：章门、乳根。

背部：附分（寒在腠理）、大杼（寒之要穴）、风门（汗不出并治）、肺俞、肾俞、膀胱俞、次髎、中髎。

手部

肺：列缺（偏风、㖞、吐、咳）、孔最（热，汗不出）、尺泽（舌干）。

大肠：三间（口干）、合谷（喉瘖）、偏历（风、不汗）、曲池（口干，不遂，凡发热不尽取此）。

心：神门（五痫）、阴郄。

小肠：前谷（热不汗）、腕骨（不汗）、小海（寒热）。

心包络：劳宫（热，三日不汗）、大陵、内关、间使、曲泽（口干）。

三焦：中渚、支沟（不汗）、天井（上气）、陶道（不汗）。

足部

肝：大敦（阴缩、脐病）、行间（渴、口干）、太白（阴病）、中封（小腹病）、曲泉。

胆：悬钟（三阳络）、阳辅（腰痛）、阳陵泉（偏风）。

脾：隐白（尸厥）、太白（烦满）、公孙（狂言）、三阴交。

胃：丰隆（面肿）、上廉（支满）、三里（俱治㖞偏）。

肾：涌泉（偏坠）、复溜（汗不出）、然谷（通喉）、照海。

膀胱：承山、合阳（腰痛、霍乱）。

中寒穴法（与伤寒中风参用，与中气相似宜辨）

此即真阴症也，即烦渴，不可服冷药，兼宜用姜葱熨下分。

中脾则中脘痛，手足冷。

中肾则脐痛，腹痛，手足冷。

中肝则小腹痛，阴急，囊缩。

稍急者，先中脘（三五壮），最急先气海、关元（三五七壮），次肓俞，次大陵、内关、间使(择一穴三五壮)，次合谷、曲池、列缺(各三五壮)，次内庭、隐白、三阴交(等三五壮)，次涌泉、照海。

次章门、期门，次风池。

次背部风门、肺俞、肾俞，次阳陵泉、三里。

或不省人事取之神门、通里，或失音取之通谷。

或㖞斜取之颊车等穴，丰隆、历兑、大赫。

或囊缩取之水道、归来。

有间可以宽细补救，乃蒸脐回阳固本。

中暑(与热病及类中风症内参看，与火症殊治)

夏月得之，从口入胸、心包，或身热口干，头痛，自汗，迷瞀，霍乱，飧泻。

背寒热，大抵寒伤形，热伤气。伤寒恶寒，伤暑则否，而脉多虚。

若行路而暴伤者，宜热汤灌口，热溺筑脐。有食冷而得之者，房劳得之者(室寒)。

穴用：百劳、中脘、曲池、合谷、三里(又云气海、委中，加此二穴)。

身热

头部：曲差、脑空、悬厘、颅息。

腹：巨阙、章门(支烦)、期门。

手：神门(支烦)、间使、大陵、通里、阳溪(心烦)、少冲(心烦)、列缺。

足：曲泉(心烦)、大都(心烦)、复溜、太白(心烦、大便难)、涌泉、委阳、窍阴。

背：大杼、肾俞、命门、肩中俞(热嗽上气)。

热病汗不出：上星、曲差、悬颅、悬厘、膈俞、命门、譩譆、上脘、商阳、孔最、合谷、前谷、腕骨、阳谷。

风汗不出：偏历、孔最、曲池、历兑、解溪、合谷(热不汗)。

温病汗不出：风池；汗出：大都。

心烦渴：劳宫、曲泽、偏历、尺泽。

发热(参火症详之)

阴阳不和，脏腑虚弱，风邪外搏，忧喜内蓄而成(外感内因与伤寒相类而微分)。

一寒邪入卫，与阳交争则热，脉紧有力，治主外。

一伤暑，火邪伤心则热，脉迟无力，治主内。

一内伤夜热，阳升自伤，不能降，脉大无力，治脾肺。

一阴虚不能制火，阳自炎，脉数无力，治心肾。

大病后劳怯，或有汗，或无汗潮热，或气虚，或血虚为骨蒸(补益养荣)。

胃虚过食冷物，郁阳气于脾中者，火郁则发之。

温疫传染又当别治，潮热在昼者，热在气分，潮热在夜者，热在血分。

脉，大无力为阳虚，数无力为阴虚，无力为虚，有力为实。

身热：曲差、脑空、悬颅、颅息、命门、大杼、肾俞、巨阙。

病热烦心：阳溪、少冲、通里、大都、太白。

身热而喘：三间、少商、上脘、廉泉。

手足烦热：窍阴、章门、神门、大陵、涌泉、委阳。

热病汗不出：上星、曲差、悬颅、悬厘、膈俞、命门、上脘、孔最、商阳、合谷、前谷、腕骨、阳谷。

热极而痛：曲泉；汗不止：复溜。

头上五行所以越诸阳之热：大杼、膺俞、缺盆八者，泻胸中之热；气冲、三里、上下廉，泻胃中之热；云门、肩髃、骨髓空，泻四肢之热；五脏俞旁，魄户、魂门、神台、意舍、志室，泻五脏之热也。

火症(与热病同异参之)

心为君火而诸为相火，多用从法要。五脏有余之气，即为火，而命门为元气之火，此生生之元也。有六经之实火，有诸脏之毒火、伏火，其病为风眩、翳、赤衄、喉咽肿、呕血、声哑、干呕、谵语、结胸、狂言、咳嗽、心烦，法当酌其虚实治之，以火济火，从其类而求之可也。

心火，舌生疮，肿，燥烈，或舌出，肝火胁痛，目红肿。

脾火易饥，口燥烦渴，唇疮。

三焦火腑脏积热。

肺火，咳嗽吐血，衄，喉肿干燥生疮，鼻干，肿疮。

热症(即伤寒冒热病)

先夏至日为温，后夏至日为暑，二当与汗，即伤寒冒热病六经传变，及两感症候，寒薄生热，以水饮之，居凉室，身寒即止。

肝病热先，小便黄，小腹痛，多卧，身热，热争则狂言，肢燥不卧，胁满，惊，庚辛甚，甲乙大汗，气逆则庚辛死(逆者，头痛也，左颊先赤)，治足肝胆。

心病热先，不数日，热争则卒心痛，烦闷，无汗，面赤，呕，头痛，壬癸甚，丙丁大汗，逆则壬癸死。颊口先赤，治心小肠。

脾病热先，头重，颊痛，颜青，欲呕，烦心，身热，热争则腰痛，腹满泄，两颊肿，甲乙甚，戊己大汗，逆则甲乙死。鼻先赤，治足脾胃。

肺病热先，淅然厥起毫毛，恶风寒、舌上黄，身热，热争则喘咳，胸痛，痛走不得息，头痛不堪，丙丁甚，庚辛大汗，逆则丙丁死。右颊先赤，治手肺大肠(井)。

肾病热先，腰痛，胻酸，苦浊，身热，热争则项痛强，胻寒酸，足下热，不欲言，逆则项痛，戊己甚，壬癸大汗，逆则戊己死。颐先赤，治肾膀胱。

评病热，汗出而脉燥为阴阳交者，危！狂言者失忘也。汗出而身仍热者，风也，烦满不解者，厥也，名曰风厥。上视，涕唾出，振寒，此为劳风。邪之所凑，其气必虚。阴虚者，阳必凑之，故少气，时热而汗出也；小便黄者，小腹中有热也；不能上视者，胃中不和也；上偃则咳，上迫肺也；水病不得卧，诸有水气者，微肿，见于目下水阴也，目下亦阴也，腹有水，形于目下也；腹中鸣者，病本于胃也；薄脾则不能食，食不下者，胃脘膈也；身重难以行者，脉在足也；女人则月事不来，胞脉闭也。

逆调论

热而烦满者，阴气少而阳气胜也。

寒从中生者，阳气少，阴气多，故身如水中也。

肢热如逢风而炎者，阴虚阳盛肉燥也。

厚衣不温亦不慄者，肾气枯、骨寒而心肝能御寒也，此人当节挛为骨痹；厚衣犹寒者，卫气虚也。

不得卧而息有音者，胃本自头下行，今逆上故也。经曰“胃不和则卧不安”，起居平常息有音者，肺之络脉逆也。不得卧，卧则喘者，水气之客也，肾为水寒，主卧与喘，津液不得顺行，肾主津液也。

刺热

四、五、三、六、七节下主膈中、肝中、胸中、脾中、肾中热，气冲、足三里、上廉、下廉、云门(气穴)、中府、肩髃、委中、腰俞、志室(背十穴)、商阳、天柱、魄户、神堂、魂门、意舍。身热恶寒，解溪；身热汗出足冷，大都；温病汗不出，风池。

厥病

又名脚气(与中风、伤寒、中寒、热病、中气、中暑等病参看)。

阳气衰于下则为寒厥，阴气、脾肾起于五指之里，胜则上膝，而寒从内，阳衰则阴胜。

阴气衰于下，则为热厥，阳气起于五指之表，阳气胜则足下热而从内，阳衰而阴胜[14]。

寒厥者，前阴宗筋，太阳、阳明所聚。又云“厥阴者，众筋之所聚”。春夏则阳气多，秋冬则阴气多，人恃质壮，轻用下，气溢而不能复，邪因得而入之，因越而上也。阳气衰，不能渗其经络，阴气独在，故手足寒也。

热厥者，酒入胃则络脉满而经脉虚，脾土为胃行其津液者也。阴气虚则阳气入，阳气入则胃不和，胃不和则精气竭，精气竭则不营其四肢也。此人数醉入房，气聚于脾而不得散，酒气与谷气相搏，热感于中，内热而溺赤也。酒气胜而慓悍，肾气衰，阳气独胜，故手足为之热，或令人腹满，或暴不知人、至半日或一日而苏者，阴气盛于上则下虚，下虚则腹满；阳气盛于上则下气重，上而邪逆，邪逆则阳气乱，气乱则不知人也。

太阴肺厥逆：虚满而咳，苦呕吐沫。

手太阳小肠厥逆：耳聋，泣出，项强，腰强。

少阴心厥逆：心痛引喉，身热，危不可治。

阳明、少阳厥逆：喉痹，嗌肿痓。

足太阳厥逆，肿首头重，足不能行，为眴仆。厥逆偃仆，

---

14 原文作“阳衰而自胜”，参《黄帝内经·素问·厥论》“阳气衰于下，则为寒厥；阴气衰于下，则为热厥。”“阳气起于足五指之表……故阳气胜则足下热也……阴气起于五指之里……故阴气胜，则从五指至膝上寒。”，此处改为“阳衰而阴胜”。

呕血苦衄。

阳明[15]厥，则癫疾欲走呼，腹满不得卧，面赤而热，妄见而妄言，厥逆，喘咳，身热，善惊，衄，呕血。

少阳厥，暴聋颊肿而热胁痛，不可以运。厥逆，机关不利，不利者腰不可行，项不可顾，发肠痈，不可治，惊者死。

太阴厥，腹满腹胀，后不利，不欲食，食则呕，不得卧。厥逆胻急。

少阴厥：口干溺赤，腹满心痛，掌心痛。厥逆虚满，呕变泄清。

厥阴厥：少腹肿痛，胀湿溲不利，好卧，屈膝，阴缩，肿胻，肉热。厥挛腰痛，虚满前闭。

三阴厥逆：不得前后，使人手足寒，三日死。煎厥，怒气煎熬也，手足皆治，主病本经，盛则泻之，虚则补之，不盛不虚，以经取之。

厥逆者，四肢不温曰逆，四肢冷曰厥。手足末冷为轻，四肢通冷为危。曰厥冷、曰厥逆冷、曰逆冷、曰寒厥，总之，寒冷耳。

水不足求之肾，火不足求之心，有热极而寒，有本寒。

三阳手足热，至太阴脾尚温，至少阴肾则邪深，而四肢逆而不温，至厥阴肝则冷甚。

厥病穴（逆附另详，呕吐与中风、癫痫、中寒参治。《内经》曰，凡气之多与少与逆皆曰厥）

寒厥：太渊、阳交、行间、太溪、府舍、章门、内庭、丰隆、液门、大都、历兑、跗阳。

四肢逆冷：行间、金门、历兑、列缺、丰隆、大都、太溪、内庭。

15　原文此处疑为脱字，参《黄帝内经·素问·厥论》“阳明之厥：则癫疾欲走呼，腹满不得卧，面赤而热，妄见而妄言”补之。

尸厥：人中、膻中、合谷、百会、金门、气海、关元、曲骨、大敦。

咳逆：浮白、华盖、天泉、魄户、肓俞、彧中、神藏、灵墟、窍阴、天突、膏肓、膈俞、步廊。

妇人胎后手足厥逆：肩井、阳溪、临泣。

厥逆振寒：阴郄。

头重痿厥：然谷、跗阳、委阳。

尸厥如中恶状：仆参、昆仑。

呕逆喘厥：风门、神门、譩譆、扶突、承满。

逆气呕涎血：曲泽。

颠，多言：偏历

痿厥足冷不食：中封。

逆气冲心：劳宫；诸阳之热逆：后顶。

关格

虚寒风痰火，小便不通，寒在上，热在下。上则遮绝，寒在胸，绝不纳食，曰格；下则闭塞，热在下，填不得出，便曰关。为吐逆，为痰壅。

脉，两寸俱大于寻常四倍。

大肠俞、膀胱俞、箕门。

闭结

大便不通，肾虚；枯燥不润，胃干；大肠热，或风或寒。胃实而闭者，能食；肾虚而闭者，不能食。脉多沉伏，右而结，脾脉沉数，不连于尺为阳结；数为阳结，沉为阴结。二尺脉虚沉细而迟[16]，为阴结。浮为风结，老人虚结。右尺脉来

16 参明代医家龚廷贤所著《古今医鉴》“二尺脉虚，或沉细而迟，为阴结”改之。

雀啄，不治。

幽门、章门、太白、气海、三里。

泻利

《经》曰：肾主大小便，开窍于二阴，以司开阖。二便不通亦系于肾，肾虚则津液枯也。大肠主津，小肠主液。

肺：下络大肠，病为小便数，尿色变。

脾：络胃，病为溏瘕，泄水下。

胃：病溺涩黄。

肝：病洞泄遗精，溺癃闭。

肾：贯肝膈，从肺中络心。本络膀胱，病肠澼。

补脾胃之法，壮命门火以生土，治在下部，然补中者、清肺者又不一法。经又曰，春伤于风，夏病飧泻，又云暴注下迫，皆属于热，又云水液澄澈，皆属于寒。

难经五泄

胃、脾、大肠、小肠、大瘕。

又有洞泄、濡泻、惊溏泄。

砂泄（悠悠腹痛不止，色青脉迟），火泄（腹痛后重，面赤，粪赤，尿凝，脉数），暑泄（面垢，虚烦，自汗，泄如水），湿泄（泻水而腹不痛，雷鸣，脉细），弩责、后重（肾虚下坠，热积，气滞且气虚作痛者，热下流也）。

脾胃为水谷之海，大小肠为传送之官，或为饮食所伤，或为四气所感，致阑门不分清浊而泄，久泄成痢。泻水不痛者，湿也；完谷不化者，气虚也；腹热痛者，火也；或数或止，或多或少，痰也；泄后腹痛减且气臭者，食积也；水液澄冷，寒也；日夜无度，胃寒不禁，滑也。

脉：伤风则浮，寒则沉，暑沉微，湿沉缓，泻而腹胀、弦者，不治。《素问》曰，大泄泻当细涩，反紧大滑者，难治。

京门、三间、肾俞、腹结、神阙、三里、梁门、地机、膀胱俞、尺泽、昆仑、阳纲、大肠俞(大肠热)、中髎(涩、闷)、曲泉(癃闭)、涌泉(大便难)、太溪、承山、承筋、石关、解溪、命门(以上涩闭)、幽门(里急)、大钟、肓俞、丰隆(俱不通)。

痢疾

疟后痢、痢后疟、产后痢疟,俱作虚治。有虚坐弩责,有虚弩不收,有邪气下陷。口渴喜饮冷,粪门燥结,是挟热;不渴喜热熨,身不热,是挟寒;若小腹重坠,此兼少阴症也。气分则白,血分则赤,俱伤则赤白兼黄,为食积;黑为湿胜,如豆汁;尘腐色、屋漏水、纯红色、鱼脑、竹筒者,俱甚。噤口或为胃虚寒中,或为热闭,宜酌治之。年久间好间发,为休息痢,此寒在大肠下部也。后重宜下,腹痛宜和,身重宜除湿,滑泄宜涩下部。

脉:宜微、小、迟、滑、身凉;忌浮、洪、弦、急、身热。

关门、不容、复溜、承满、陷谷、章门、商丘、三里、水分、气冲、温溜、上廉、阴交、肾俞、焦俞、承山、阳纲、大肠俞。

痔漏

大小便血为肠澼,肠澼为痔,出脓血为漏。

肠澼,大便血也,又为肠风、脏毒。风则散,热则清,寒则温,虚则补,滞则通。肠风,血在粪前,其来近,战而迫,脉浮;脏毒,血在粪后,色黯而来远,脉沉。新实宜降火,久虚宜升补。

脱肛,虚寒下坠,有痢迫而下,有妇人产力过,肺肾虚,大肠坠或蕴热,大肠热湿。

脉小实易治,浮洪软弱难治。

长强(虫圈)、小肠俞、会阳、商丘、会阴、飞扬、承山(久肿)。

便浊

赤浊，心虚有热，伤血；白浊，肾虚有寒，伤气；赤白者，水火不分也；瘦人浊虚火，肥人浊湿痰。皆因肾水虚膀胱火盛，以致小便赤涩。

脉：两尺洪数，心脉短小。

下脘、气海（以上小便赤）、肾俞、气海、关元（以上白浊）、肾俞、大陵（小便如血）、复溜、关元（小便热如火）。

遗精

少年气盛为满溢，清其心；下元虚，精败为漏溢，心不摄肾，固其精；情纵不遂而泄，宜遂其情；梦交心虚为梦溢，久则宜提肾气，治其心。有湿热而溢者，为湿溢，心热阳蒸为倒溢，神役气，气役精。

脉：结、芤、动、紧为本症。微涩精伤；洪数火逼，亦有心虚。左寸短小迟者生，急者危。

肾俞、胞肓、至阴、中极（俱失精）、关元（不觉遗溺）、然谷（精溢）、膀胱俞、阴包、神门、通里、大敦、太冲、肾俞、气海（以上遗溺）。

淋闭

有气虚，有血虚，有痰，有热，有风，闭涩沥，为淋，宜行滞、清热、疏利小便；小肠有气则小腹胀，有血则溺、有热痛，先震栗乃便，冷气交争也。

气：小便涩有余，沥不尽。

血：热即发而溺血痛，有久不痛名溺血。

冷：有挟寒冷而附者，溺则寒战，又当逐散寒邪。

劳淋：房劳即发，痛引气冲。

砂淋：茎痛不得溺，内有如砂石作痛，出乃宽。

膏淋：如胭脂之浊，法宜清热行滞。

曲骨（淋溺不通并寒，窍中痛）、复溜、交信（气淋）、蠡沟（癃闭）、三阴交（小便不利）、阴谷（窍中痛）、上廉、会阴（小便难，窍中热，皮痛）、行间、（小便难、阳气纵伸）横骨。

不寐

高年阳衰则不寐，痰或胆寒热不寐，烦怨不卧。

太渊、解溪、风门、神阙、肾俞、膏肓、三里、魄户。

类中风症（中寒、中暑、中湿、中气、中火、食厥、劳伤、房劳、痰厥、眩晕、中恶、卒死）

中寒

冬月卒中寒气，昏冒、口噤、肢挛、恶寒，脉浮紧也。或唇青、口吐涎沫，甚则舌短、囊缩，脉紧、涩、阴阳俱盛。法当无汗，有汗伤命，寒邪直中三阴经也。比伤寒为甚。寒中太阴者，则中脘肿痛也；中少阴者，脐咬疼痛；中厥阴者，小腹至阴疼痛。三经俱宜急灸下腹，阳陷胸满者，大险。又云脉虚而微细、脉紧、觉寒为伤寒；脉缓、恶风为伤风；脉盛壮热为热病；脉虚身热为伤暑。

中暑

《内经》曰：夏伤于暑。阳气卫外而为固也。热则气泄，故暑邪于卫，身热自汗，夏月卒暴突暑气，昏冒，厥吐泻喘满也。面垢自汗。口燥昏闷皆冷，支冷。

东垣分阴阳。静而得之为阴症，贵介得之，病头痛恶寒，支痛，无汗，腹痛，吐泻，为房室、冷物、阴气所逼，使周身阳气不得伸越也；动而得之为阳症，劳人热伤元气，头痛发

燥，恶热引饮，大汗急躁，清暑利小肠、益元气为主。（灸法有病热者，无伤暑）

中湿

发热恶寒，身重自汗而骨疼痛，小便秘涩，大便溏泄，腹痛跗肿，肉如泥。《内经》曰，因于湿，湿气蒸于上，故头重；又曰，湿伤筋，故大筋缓短，小筋弛长。缓短为拘，弛长为痿；又曰，湿胜则濡泄，故大便泄而小便涩；又曰，湿从下受，故跗肿；又曰，诸湿痹满，皆属脾土，故腹胀、肉如泥。湿气入肾，经断也，故湿病以利小便为主。天为露雾，地为泥水，饮食为乳络，身体为汗液。脉浮而缓，又云，濡缓或兼涩小，入里则沉缓，若缓而弦。（风湿相搅，阴湿、脚气、胫肿不仁）

中气

七情过极，气厥昏昧，或牙关紧急也，或争怒而甚者。

中风脉浮，中气脉沉。中风身温而有痰，中气身冷而无痰。

中火

脉浮而洪为虚火，沉而实为实火，洪脉大于各部，知为心肺肝脾肾命门之火。肝木之气内郁，六经之邪外侵，良由五志过极，火盛，水衰，热气沸郁，昏冒卒仆，病热有火而脉洪大可治，脉浮细难治。君火可直遏相，为雷霆之火，顺治之，善治之，勿轻加灸。

食厥

过食胃伤不化，故昏晕也，猝倒，不言，目戴，肢痿，治宜探吐。

伤食，上部有脉，下部无脉，急吐之；气口脉大，伤酒，分消其湿气。

劳伤

过劳元气损，脾胃虚不任风寒而昏冒也。

房劳

肾虚精耗气不归元，故昏冒也。

痰厥

内虚受寒，痰气阻塞，手足厥冷麻痹，眩晕，脉沉细。

血晕

去血过多而成血晕，脉微涩。此云不可灸，以血虚也。

内伤，左外右内，外感则伤寒热齐作，内伤则寒热间作，内伤寒，得火即温。恶寒，《内经》曰，补中益气以艾代之，劳者温之，损者温之。外感显在鼻不利，内伤在口不知味。

中恶卒死

犯不正之气，忽然冷厥，面青，神不守，错言，牙紧，口噤，昏冒，眩晕，此中恶卒厥死，客忤飞尸，鬼击，吊死，问丧入庙登冢，多有此病也。宜灸脐中。

瘟疫

天行不正之气，众病共染，瘟脉无名，随见诸经，未汗宜弦，虚缓伤生。《内经》曰，冬伤于寒，春必病温；又曰，冬宜寒，而反暖，春发瘟疫，此皆天行也。春宜败毒散，夏宜柴胡散，秋宜去积散，冬宜五苓散。头大为大头瘟，项肿为蛤蟆瘟，属风热，此言人事也。二圣救苦丸，大黄、牙皂二味，末为丸，身壮者可服，虚弱加补。春应温而反凉，夏发燥郁；夏应热而反寒，秋发燥郁；秋应燥而反淫雨，冬发湿郁。

瘟疫之症，终始本末，初感及传变，与其人平素禀赋、临事兼病，病应如何用药、如何调理，惟《醒医六书》纤毫明悉，不必再寻经文，致滋两歧，亦录此条者，不敢擅删也。（冯

宰平敬告）

采艾火穴，以简御繁，以约胜多，诚哉是言。

艾灸方法，是编诚抉《明堂》《外台》之要旨，补岐黄之遗亡，万试而万效。惟是伤寒一症，祈参以《伤寒》实录；瘟疫之症，必宗《醒医六书》，外科及小儿可参以。

本朝御纂《金鉴》万保无虞矣。（此言其论症，非言艾功也）（冯宰平拜识）

疫症初起，不论自感与传染，邪必定从口鼻而入，与感冒伤寒大异，其脉不浮不沉、独数，因邪伏膜原故也。及其传变，与世论伤寒杂病恍惚，所以邪轻得愈者，时医未知其为疫也。

疟症

黄帝曰，夏伤于暑，汗出腠开，寒气中之，秋伤于风，则发。夫先伤于寒，阴气也，后伤于风，阳气也。故先寒后热，先毫伸欠乃寒慄腰痛，口渴，上下交争，虚实更作，阴阳相移，阳并于阴则先寒战，后阴出而并于阳则热。

《素问》曰，上下交争、虚实更作、阴阳相移、阳并于阴，阴实阳虚则寒慄，阳盛则外热，阴虚则内热，内外皆热则喘而渴也。先热后寒为湿疟，以冬病者寒不甚，夏病者多汗，秋病寒甚，春病恶风。

《医贯》云，夏伤于暑而秋病疟者何？火用事而肺金伤，肾水当救，水火交争也。

若痰涌炎热，口渴、面赤、肾虚久困，此重症也，又有郁症似于疟者，口苦吐清水，面赤耳鸣，胁痛脉涩是也。

以春病者恶风，风寒，疟先伤风而后伤寒，先热后寒。

夏邪在肾多汗，暑温，疟但热不寒，阴气绝也。

秋太阳多寒甚；冬阳不争寒轻；各风寒藏于骨髓，春发。

湿痹疟，痹热属肺；湿痎疟，肉脱属阳明。

痰牝疟，寒而不热。

母，寒热疟，间疟，间一日作，寒热客于六腑。

子午卯酉日间作为少阴，寅申巳亥日间作为厥阴，辰戌丑未日间作为太阴。午前起属阳，易治，午后起属阴，难治；在气则发早，在血则发迟。

无汗要有汗，散邪为主；有汗要无汗，正气为主。渴为燥，不渴为湿。

《素问》脏腑疟症治法：

肝，色苍苍然，太息状，若死，腰痛、少腹满，小便不利，如癃，意恐惧，气不足，心中悒悒。

心，烦心甚，欲得清水，寒多不甚热。

脾，寒则腹痛，热则腹鸣，鸣已汗出，不乐，怠不嗜食。病至则呕，得已乃衰。

胃，善饥不能食，食而善满，腹胀，先寒，洒淅乃热，热去汗出，喜日月光及火气乃快。但热不寒，阴气缓，肉脱属胃。

肺，心寒甚热，热甚则善惊，如有见者，痹疟属肺。

肾，洒淅腰脊痛，大便难，手寒，目眴眴然，闷，呕吐，热多寒少，欲闭，户而处难已。

膀胱，腰重头重，寒从背起，先寒后热，热甚，热止汗出。

胆，恶寒怕惊，卧不安。

疟症灸法穴位[17]

	《素问》刺穴灸法	徐氏灸法
肝疟	中封、太冲	中封、肝俞、绝骨、丘墟
心疟	神门	神门、心俞、百劳
脾疟	商丘、公孙	商丘、公孙、脾俞、三里
肺疟	列缺	列缺、肺俞、合谷
胃疟	厉兑、解溪、冲阳、三里	厉兑、胃俞、大都
肾疟	大钟、太溪	大钟、肾俞、申脉、照海
膀胱疟	譩譆、复溜、至阴、金门、委中、风门	至阴（寒疟汗不出）
胆疟	侠溪	胆俞、期门、临泣

17　此表由整理者根据原文整理。

诊法宜于未然，药、艾亦宜先时调治，若已发则交争而气乱矣。太阳为寒疟，宜汗；阳明为热疟，宜下；少阳为风疟，宜和解；热不寒为脾疟，寒不热为牝疟，薄热节痛为温疟，虚微无力为久病，洪数无力亦为代、散者，鲜治。

脉多弦。弦数多热，弦迟多寒，弦紧宜下；弦短伤食，弦滑多痰，浮大宜吐。

疟疾通治穴：上髎、阴都、合谷、偏历、少泽、后溪、陷谷、商阳、腕骨、中渚(骨节痛)、魄户、百劳、然谷。

口渴：关冲、人中、间使(心胸痛)、内关、上脘、大陵。

大热不退：间使、百劳、绝骨。

先寒后热：后溪、曲池、劳宫。

先热后寒：曲池、百劳、绝骨。

寒疟：大椎、神道、脾俞、膏肓、关门。

温疟：大椎、大杼、中脘。

久疟：太溪、照海、五里、少海、神门、大陵、阳池、天井、三里、解溪、冲阳、丰隆、百会、风池、大椎、神道、命门、大杼、商阳、前谷、液门、临泣、丘墟、上星、三间、阳溪(择归经及制化会承而用)。

振寒：关门、风池、上髎、商阳、前谷、腕骨、液门、中封。

痼冷

所谓痼久而冷也。与积热皆久虚，脏腑因虚或食寒物，冷积，脱阳反厥，溏泄，腹痛，腿重，阴痿，精寒，自汗，呕吐不食，小便频数，虚劳失血，自汗，盗汗，眩晕，遗精，淋沥，惊怖，不寐，治宜温补下元，健脾祛寒。脱阳之症，新瘥交姤，小腹急痛、囊缩、面黑、冷汗，宜速熨灸脐下部及左右手中冲穴、小指外侧、龟头。

振寒：关门、大杼、胆俞、肾俞、太渊、二间、丘墟、内庭、陷谷、气海(阴气冲心,积块状如覆盆,当用此穴)。

洒淅恶寒:风池、大椎、神堂、商阳、神封、阴郄、间使、临泣、外丘、束骨、冲门(寒腹)、阴交、承筋。

背膝寒慄:次髎、附分、中渎。

寒厥:太渊、液门、阳交、行间、大都、厉兑、太溪、府舍、章门、内庭、丰隆、附阳、百会。

失血

心主血,肝藏血,脾为总管。血随气行,得气则行,寒则涩,阴虚有升无降,补阴抑阳,降气则归其经。

脉,诸症见血皆是芤脉,随其上下,以验所出,沉细为佳,洪大难治。

吐血出于胃,或伤食,或思虑郁积,或伤心肺、伤脾,或病肺痈,或坠跌、积冲、先吐痰而后见血,积热也。阴虚火动,先吐血而后见痰,则阴虚也。暴吐紫血成块者,吐之为可。

咳血出于鼻肺,嗽内有痰带血也。热壅肺易治,久嗽损肺难治。

唾血出于心,亦有损肺而不败于肾者,此应出于心及胃脘之间。

咯血出于肾,带血屑不嗽,虚劳失血,服溲溺皆为对症,服凉药多败。

衄血出于鼻(详见鼻部)。

小便溺血出于膀胱,乃脏腑积血成郁,心移热于小肠,及酒色炙煿,感风邪动乱。

大便鲜血(湿热肠癖)、肠风(粪前)、脏毒(粪后)。

穴法:呕血,神门、廉泉;吐血,曲泽、承满、太冲、行间、期门；唾血，巨阙、肝俞、太渊、然谷、太溪、大钟、库房、尺泽、屋翳、天井；咯血，然谷、太溪。

虚劳（劳之为言剧也，与补益参看。劳瘵之症大约难治）

骨蒸劳热，脉数而虚，热而涩。小必损其躯，加汗加嗽非药可除；大者弦者，劳易治，血气未衰也；弦加数则殆，血气已耗也。

五劳七伤，五尸九虫，十疰二十四蒸，劳剧也，劳而成伤。

肺劳，久于悲哀、喘嗽成肺劳，则气短，皮毛不泽、枯涩，寒冷，口干，脉缓。

心劳，思忧太过则成心劳，大便难，或溏泄，口生疮，吐衄。

脾劳，劳倦或食伤成脾劳，则四肢痿，五脏乖，胀满，肩耸，舌根直，不能咽津。

肝劳，数怒成肝劳，则神不守，恐畏，目昏。

肾劳，强入房成肾劳，则背强，小便不利，囊涩生疮，小腹急，有类于湿者。

五极合五劳，见下补益合参五损方，有劳热即骨蒸。

其症候开列：

嗽喘、痰热、吐血、衄血、盗汗、遗精、心热、胸腹痛、皮焦、烦躁、作泄、块痞、面白、唇红、午后寒夜间热、酸疼、嘈杂、怔忡、头目眩晕、四时困、小便赤，先起于痰、虚、血病。

盗汗不止，血气衰也；大便结者，虚火盛也；骨蒸劳热阴虚火盛；嗽带血，脾肺损也；嗽多痰，不生血也；热嗽而泄，脾惫也；喘嗽、利，脾肾虚也；饱闷，脾虚也；喉痛咽干失音，虚火盛也。

肾火炎不制，伤肺，金不能制肝火，乃生火而不能制脾土。滋阴降火。火炎上焦，肺各病，下焦大小二便，中则心悸、胸痛、腹满，女人则月事已，此肺有虫，而脏腑皆由湿土生虫也。灸两腰眼陷中，以癸亥日灸、子时灸。

六极：阴虚午后夜热，患寒微汗似疟，此则脉大，宜慎而辨之。

五劳：病者自惜坚心定志，戒妄想，杜房色，平恼怒。

七伤：节饮食，慎起居。若肌消肉烙沉困着床，尺脉沉小微数则难治。

五尸：预见湿热、盗汗、咳倦，便宜早治。

九虫：治传尸劳瘵，以癸亥日前夜半子时，灸两腰眼穴（当有各色虫出，收之）。

十疰：凡滋阴降火、暖健之药，则以火补之，岂非要术？

二十四蒸：世人唤劳伤无灸法，未可与庄语也。

五劳穴：肩井、大椎、脾俞、肾俞、中髎、三里、脑空（虚劳）。

风劳（失精）：风门、附分、大杼、曲泉、太渊、解溪、神阙（伤惫）、膀胱俞、膏肓、魄户、四花（虚劳）。

又穴：悬厘、曲差、龈交、肺俞、膈俞、胆俞、胃俞、中膂俞、三焦俞。

七伤：阳池、心俞（忧思），心暴亡，目不变、舌不缩，可治。

京骨、肾俞，湿气伤肾，肢冷、心温唇温可治，目不变、口无涎可治。

冲阳、脾俞，食劳伤脾，肢冷、身温唇温可治。

丘墟、肝俞，怒伤肝，口无涎可治。

合谷、肺俞，食冷伤肺。

肩井、大椎、肾俞、中髎、三里、神阙、肺俞、太渊（肺胀满）、魄户、中府（肺系急）。

补益(言补虚益损也,与虚劳参治)

其症头痛、面枯、肢怠、肉消、气短、腰痛、便血、遗精、淋浊、痈疽、骨酸、少食。

一损皮毛,皮聚毛落,预事忧劳,损肺者宜益气。

二损血脉,不荣肌肉,曲运机神,损心者宜益血。

三损肌肉,饮食而瘦,意外过思,损脾者宜调饮食。

四损筋,不自持,尽力谋虑,损肝者宜缓其中。

五损骨,不起于床,矜志持节,损肾者宜补精。

脉:气虚脉细或缓而无力,右手弱,阳虚脉迟;血虚脉大或数而无力,左手弱,阴虚脉弦;真气虚脉紧。

久病:男子气口脉强生,女人人迎脉弱死,强者生,弱者死。

怔忡

心悸怖,因不得志,郁而血虚,痰因火动,心动则怖,心虚惊悸、言语错乱与伤部参看。肥人多痰,瘦人血枯。

脉:伏、结(郁)、沉、滑(痰)。

心中惊悸,心脏诸虚:阴郄、心俞、通里。

心中惊悸,言语错乱:少海、少府、心俞、后溪。

心中虚伤,神思不安:乳根、通里、胆俞、心俞(多痰心悸)、上脘。

虚烦(与不寐为一类)

虚烦,心悲也,或胆虚寒也。心胸不宁或血虚或气虚。

阴虚则内热,阴盛则内寒,阳盛则外热,阳虚则外寒。

虚劳则肾水亏而心火燥,或吐泻之后津枯、烦渴,或伤寒大病之后荣卫不调、心热胆冷。

治穴：强间、曲差、悬厘、腕骨、龈交、肺俞。

健忘(徒然忘记也，与怔忡、惊怖一类)

心血散、气不足，乃思虑伤脾，气虚。心藏神，脾藏意，心脾血不足者有之；过于思虑而血耗神离者有之；或痰晕脾滞者有之。宜养心血、理脾土、淡思虑。

治穴：幽门、列缺、神道、膏肓。

郁证(脉多沉伏)

五郁：木达之，条畅；火发之，汗散；土郁夺之，下滞；金泄之，利水；水折之，曲疏。

六郁：气郁，腹胀满，气不舒，胸胁痛；热郁，小便赤，五心烦，目瞀；痰郁，喘满气急，痰嗽，胸胁痛；湿郁，遍身走痛，阴雨则甚；食郁，嗳酸，腹胀，饱闷作痛；血郁，肢怠，便红，吐紫血，痛不移。

六郁有症而散入于各病，此誌，其略在酌治之。若夫五郁，特言五脏六腑所属，依五行之性以治之，此存乎权度之间也。

脉：郁气沉，热数、痰沉、湿细沉而涩，食右关紧，血数。

大杼、天突、期门。

痰饮

诸病生于痰，有悬饮、流饮、支饮、溢饮、痰饮之异，合嗽喘吼各症参之。

脉：偏弦为饮，双弦为痰饮。

病人百药不效，关上脉伏而大者，痰也；眼胞及眼下如灰烟者，痰也；痰属湿，津液成此，乃风寒湿热之感，或七情、饮食所伤，凝胸注肢为喘、为嗽、为呕、为痞、为关、为格、为烦、为悸、为痹、为冷、为块、为沥、为惊、为痫，或新或久，或寒或热，成胶滞血。玉节云，痰之动湿也，主于脾而原于肾阴，火炎上肺郁成痰；庞安常云，阴虚火炎，肺金受侮，不得清肃下行，由是津液凝浊生痰不生血，此当滋阴而清气耳。火痰黑色肺金寒，老痰胶色，湿痰白色，寒痰青色、肾痰桃胶蚬肉，脾胃痰色绿，肺胃痰色黄。食积痰郁久成，痰气胸膈胀痛，痰饮胸膈有声，痰涎浑身不可忍，湿流注浑身肿块，痞块结核，痰呃、咳兼呃也，痰风热皆顽痰，不能言，痰迷心也；咯不出，痰结也；喉中漉漉有声、不得睡、烦热、气郁，痰癖也；胁下作痛，难治。一切清补兼济，湿痰燥之，热则清之，风痰散之，郁痰开之，顽则软之，食积消之，在上吐之，在中下之，中虚因以导之。

或为眼胞肿，根下黑，头晕，眼湿痒，口噤，眉痛，耳痒，目眩，耳聋，呕吐，咽哽，心冷痛，如停水，齿浮痛，吐冷涎绿水黑汁，颈项结核，胸间如结钮噎塞，胸膈有声，背心一点如冷水，心下嘈杂，恶心痞痛，噫气吞酸，喘嗽，四肢游风肿硬，手足麻木，浑身如刺，烦闷，泻泄寒热便脓，足腕痛，癫狂，瘫痪，怔忡，脚气。

巨阙(积结留饮)、通谷(积聚癖瘕)、四满(痰癖积瘕)、肺俞、三阴交、三里、不容(痰癖)、太溪、膈俞(心痛、吐、汗出)、率谷(酒痰)、中脘、厉兑、丰隆、阳溪、浮白(痰沫)、脾俞、膏肓(至要多壮)、膈关、公孙(胞壅胁痛)。

痞满

气与血不通泰则土填于中央，与积聚、痞块、癥瘕兼治，其症与痞块不同，与胀满亦别。脾病中膈，阴不升、阳不降，为天地否也。是肝肾之阴不升，肺心之阳不降。肥人多湿痰，瘦人多郁热。实痞便闭能食，虚痞便利少食。肥瘦人胸中迫窄皆痰热。

七情，六淫，气虚中满，血虚中满，脾泄中满，痰膈中满。

有中虚不能运化，有饮食不能施化，有湿热太甚，土填心间，有郁郁结中，有伤寒误下早及下甚，而邪气蓄于心成痞者。

脉：滑大、痰火作孽，弦伏中虚微涩衰劣。

气户、库房、公孙、天溪、极泉、腕骨、胆俞、神堂、阳纲、章门、涌泉、劳宫、天泉、璇玑、紫宫、华盖、率谷、大杼、胃俞、魄户。

肺痈

其症喘，口干，喘满，咽燥，渴，唾脓血、腥臭、浊沫，胸隐隐痛，唾如粳米粥者，难治；及脓不止，呕而脓易出者，易治；面赤者，火克金，难治。

寸口脉数而实，肺痈也。微紧而数者，未有脓也；紧甚而数者，已有脓也。又脉短而清者，自痊；浮大者，难治。

太渊、天突、膻中。

肺痿

久嗽不已，汗出多亡津，便如烂瓜，下如猪膏，小便数、不渴，渴者愈，鼻塞、项强、胸胁胀。

肺俞、中髎、魄户。

消渴（经曰，二阳结为之消，结而不润为燥热也）

手阳明主津液，热则口干、目黄；足阳明主血，热则苦饥消渴。

上消：心移热于肺，舌赤裂、大渴引饮，传为膈消。治肺，取肺俞，补肾俞，调胃俞，泻心俞。

中消：多食而瘦，自汗，大便硬，小便数，口干、饮水，多食，虚饥，成为脾消。治胃，泻胃、清小肠、健脾。

下消：烦渴引饮，耳焦，小便浊，为肾消。治肾，补肾、清火、安肺、导膀胱。

能食者，恐变为脑疽、背痈；不食者，恐中满膨，鼓胀不治。

脉，心多浮，阳有余，肾多弱，阴不足，为热中；数大者生，沉小者死；实而坚大者生，细而浮短者死。又曰，实脉病久可治，弦小脉，病久不可治。

呕吐

脉，呕而脉细，小便泻利，身有微热，厥者，难治；寸紧脉数，微数血虚，单浮胃箈，芤则有瘀，最忌涩脉。

有物有声为呕，胃有伤也；有物无声为吐，有声无物为哕。

或胃虚，中寒，中暑，食伤，气结，痰聚，带血，气逆，皆胃火上冲，又云心火上炎。

呕清水，寒吐也，宜燥湿；呕、烦渴，胃热也。胃寒则沉，四肢逆冷，宜温暖；呕痰涎，痰火也，挟暑则弦数，心燥、烦闷，宜清凉；呕闷酸，伤食也，食、痰积，宜消导；呕久，病胃虚也，血积，宜化血。

太渊、劳宫、郄门、肝俞（以上干呕）、中庭、通谷（吐不出）、风门、附分、肺俞、率谷（以上呕逆）、紫宫、彧中、屋翳、俞府、神藏、建里（以上呕逆不止）。

恶心

不能呕吐，其病有寒、有热、有虚，痰水停食，口干，脾热，胃口病也；有血，胃瘀也；食不下，气逆也；得食则止，蛔虫也。

内关、大陵、巨阙、腕骨、彧中、中脘、上脘、侠白。

霍乱

挥霍霍然而变乱也。内有积，外有伤，阳不升，阴不降，故胸腹有呕利，心病则先吐，腹病则先泻，齐病则并作。若转有入腹肢冷则危。

后有疑霍乱名搅肠痧，不能吐、不能泻，急用童便并盐汤探吐。若肢冷囊缩则不治。脉沉欲绝，灸脐中；干病刺委中出血；脐内有青筋一症，北人犯此至多，南人名为发痧；若在曲池穴看有青筋刺之出血，瘀色而愈，其症徐氏载治候云。

黑痧，头痛、腹痛、发热、恶寒、腰背绝痛、不得睡卧，百劳。

白痧，腹痛、吐泻、四肢厥冷、十指甲黑、不得睡卧，大陵、百劳。

黑白痧，头病、发汗、口渴、大肠泻泄、恶寒、四肢厥冷、不得睡卧。

俗名搅肠痧或肠鸣腹响，膻中、百会、丹田、大敦、窍阴。

青筋之病，起于忧怒郁结、房劳，积于内而生冷寒湿，感于外致气逆，而血不行，恶血上攻于心，则精乱、气喘、噎塞、呕逆、头目昏眩、胸膈痞满、心腹刺痛、腰背胁痛、口苦、舌干、面青、唇黑、肢困、节酸、增寒壮热、手足厥冷、四肢颤掉、遍身麻痹、不思饮食，如此则与诸气及郁症，并内伤厥逆等症皆异名而同实者也。曲池为大肠经络，合谷、列缺可分疏之，似不必砭血亦可救治也。

食伤、风寒、暑湿。外有干霍乱，不能吐泻，须盐汤探吐，熨腹蒸脐，蓼汤洗之。

痢疾泻泄分类，而霍乱连呕吐、恶心、翻胃为兼理，与吞酸嘈杂、咳逆嗽逆为标本也。

脉：滑而不匀、代而绝为本症，或微而涩，关滑为本症，代伏惊人，大洪易治、不妨，热多洪滑，气口弦滑，膈有痰。

巨阙、上脘、天枢、期门、府舍、阴郄、关冲、支沟、太白、解溪、金门、仆参、承山、承筋、大都、胃俞（呕吐、腹胀、泻利）、脾俞（腹胀、泻利）、意舍（吐、不下、大便急）、关门、三里、幽门、魂门（食不下、腹响、大便不节、呕吐）。

翻胃

七情极而五脏郁，痰盛、胃衰、饮食不行，为膈、为噎、为翻胃。年老血枯，盛泻、噎，年少血燥食不下。病或朝食暮吐、暮食朝吐，或食已即吐，此与膈噎为类，胃欲容而脾不传送也。或大小肠闷结而上奔也。五膈：忧患寒热气；五噎：忧思劳食气。在心脾之间、近胃，食下良久复出，曰膈；大小肠、膀胱结，由气郁痰搏三阳结，谓之膈；在饮食之近咽，饮可下，食难进，食不多，谓之噎。三者名异实同。若病在血则养血生津，病在气则清痰降火，病在热则润燥补脾，病在痰则抑肝开郁，养元气，健脾胃，旺血脉，调荣卫，清郁滞，袪痰结。春若涩而沉，七情所极。

脉：浮缓者生，沉涩者死；脉大而弱气不足，脉涩而小血不足；又云寸紧尺涩紧芤或弦虚寒，此之厄，关沉有痰，浮涩脾积。

石关、三里、胃脘、胃仓、膈俞、胃俞、水分（胃热不嗜食）、下廉(食不下)、大杼、膻中(噎食)、乳根(噎食)、廉泉(胃噎)、气户(寒噎)、天突(郁噎)。

吞酸

郁湿而热积痰其中,故吐出酸水而反吞之,火盛热则肝木作酸也。

杂嗳气参治。

脉:不一候,洪数者热痰,余弦滑浮沉迟则酌治之。嗳气,胃中有火、有痰,与吞酸之水则有异,咳气则无形。

嘈杂

右寸关紧而滑,滑者痰也,紧则逆扰,痰因火动。似饥非饥,似痛非痛,恼侬不宁,嗳气恶心,胃脘时痛。

诸气,与中风类或为中气参治,有兼痰饮者。

怒则气上,喜则气缓,悲则气消,恐则气下,寒则气收,暑则气泄,惊则气乱,思则气结,劳则气耗。

七情战于中,五运侵于外,为症,宜调气养血,从其所极之标而治其所因之本。为要术也。其病为食积,胁痛,心痛,周身痛,翻胃,膈噎,厥冷,痰壅,郁滞,吞酸,眩旋,瘕疝,利滞。

脉,沉弦细动皆气痛,心痛在寸,腹痛在关,下部在尺,伏涩弱者难治。

内伤

此与伤寒参治,与五劳七伤有别。伤寒自外,此主于内。左人迎主外感,右气口主内伤。内伤饮食劳役,寸口脉大在左。外感风邪则人迎脉大于右。风邪外感则当泻,内伤则补。外感则鼻气不利，内伤则口不知味。外感言语先轻后重，内伤言语先重后轻。内伤手足热，外感手背热。外感头常痛，内伤头间痛。至于一身各处种种受病，则酌何经而治之。又变为斑疹，顶脑俱痛、耳鸣目黄、颊颔肿、肘痛、心痞、腹疞、脐痛、身重、便闭、痰嗽、胁痛、食咽、胸寒、脚软、神昏等症，皆酌此病何经而治之。

太阳头项痛脊强，太阴腹满嗌干，阳明身热目痛鼻干，少阴口燥舌渴，少阳胸胁痛耳聋，厥阴烦满囊缩。

内伤治之五脏，外感治之六腑，相因参治之，传变又随治之：大横（性情伤）、不容、承满（伤食上部有脉而下部无脉，急吐之）、脾俞（健脾）、五里（劳顿伤）、京门、三里（宿食不化，胸痞吞酸，宜疏利健脾）、意舍（及足诸穴）、支正（消渴苦食）、胃仓（食不下，腹胀）、天井、公孙（食忌）、腕骨、率谷（伤饮胃寒痰）、胆俞、内庭、至阳、阴谷、上脘（口寒痰），以上酒后伤风。

积聚

五积：五脏有常所，有形，为阴气有常处，血为五脏。脉沉伏附骨，肝弦，心芤，肾沉滑，脾实长，浮喘肺。

六聚：六腑无定位，无形，为阳气无常处，气为六腑。脉沉，痛则浮弦，又有癥瘕，其脉多弦。

痰，食积，死血，癥瘕痃癖血块，不移为癥块，能移为瘕块。

肝在左胁，曰肥气，如覆盆，令人咳逆痰疟。

肺在右胁，曰息奔，或止或奔，如覆盆，令人恶寒、咳嗽、肺痈。

心在上，曰伏梁，自脐上硬如臂，令人烦心。

脾在中，曰痞气，在胃脘如盘，令人肢惰、不食、黄疸。

肾在下，曰奔豚，在小腹冲心奔突无时，令人喘逆、骨痿、少气。

脉弦急癥疾，弦细瘕，坚弦沉重中，散成癖痃。左转沉重，气微，胸前若是肉癥，右转横旋，积聚癥瘕，紧则痛缠，虚弱者死，坚强者生。

总之，块结皆痰，在中为痰饮，在右为食积，在左为死血。病有微实曰癥，聚散无常曰瘕，自腹至脐一条曰痃，两肋僻结曰癖。伤气为痞，伤血为癖，或在皮里膜外，女人血块，以行气开痰为主。

脊中（痞在左灸右，在右灸左）、章门（积聚癖块）、期门（积气上奔，甚急欲绝）、气海（一切气块癥瘕）、天枢、通谷、上脘、中脘，以上俱治女人积块；关元（治奔豚积块逆攻心胁痛满，淹淹欲绝）、气穴（奔豚上下引腰腹痛）、中极（阳气虚惫）；积聚灸胃脘（若小儿积聚泄泻痃癖，十一节下两旁相去各一寸半，灸七壮）。

鼓胀

面目不肿，而腹中如鼓之空胀，亦云如有虫之饱。脾居中不能运，肝肾之气上于心肺也，宜补脾，与痞及肿参看。久则成水肿，宜养肺金以制木，滋肾水以制火。肥人多痰宜利痰，瘦人多热宜疏热。有蓄血者、有食积者、有外寒内郁者、有怒气中满者，宜健脾顺水宽中。若脐凹肉硬青筋，手足掌平，男自下上，女自头下，难治。

脉浮大生，虚小危。当发汗，宜利小便。弦者肝制于脾，湿热相生。洪数为热，迟弱为寒。浮为虚满，紧则中实。浮则可治，虚则难施。

上脘（奔豚气胀）、三里、章门、期门、阴谷、关元、脾俞、承满、阴郄（胸满）、阳交（胸满）、膺窗（胸满、气短）、冲门、商阳、三间、关冲（以上气满）；足三里（心胀）、悬钟（腹胀、胃热）、厉兑、乳根(胸下肿满)。

水肿

寒热钟聚为肿。亦脾土湿热而水溃妄行,面目四肢皆肿。朝宽暮怠曰血虚,朝急暮宽曰气虚。土不制水,妄行,故肢肿腹大面浮。

身热则水在表,宜汗;身平则水在里,宜下。利大小便,扶三焦,顺气和脾。男从脚先肿不治,女从身肿不治。脐肿、掌凸、项平、唇黑、肉硬、足壅,以手按之有窝者可治。面黑肝绝,眉凸肺绝,脐平脾绝,手平心绝,足肿肾绝。

脉沉迟,脉沉数,忌沉细,宜浮大。色青白不渴,赤黄渴。小便清涩大便浊,小便赤溺大便燥。诸湿肿满皆属脾土。

人中、肾俞、屋翳、建里,以上治水肿;水分(积痛)、胃仓、石门、水沟、三里、复溜、四满、丰隆、尺泽、商阳、通里、承筋、照海,以上治四肢肿困怠。

五疸

湿热蒸脾,面目肢体如栀子染黄。利小便,酌虚实。脉微细,频饮水,小便不利必发黄。肾虚阳陷,而膀胱现于,额黑者肾病,面黑自见。膀胱急,小腹满,大便黑。女劳而伤,即肾虚。黄汗、酒症、黄疸、谷疸即风寒湿热,黄带黑,作渴者难治。

脉洪数为湿热,微涩为虚弱。

脾俞、胃俞、劳宫。

痹痛

风寒湿气三合为痹。浮涩而紧,三脉乃备。风多则引注，寒多则掣痛，湿多则重著。风则阳，变之为行痹；寒则阴，变之为痛痹；湿则皮肉筋脉，变之为着痹。肝痹得之寒湿，足冷头痛腰痛脉紧；心痹得之思虑而心虚，时害于食脉喘；肺痹得之醉而使内，寒热脉喘浮；肾痹得之沐清水而卧，下腹积聚，脉寸口坚大；脾痹得之四肢汗当风，名厥疝，有积在胸，脉大而虚。

春遇者，为筋痹，不已，复感于风寒湿之邪，则会于肝。直卧则惊，多饮而小便数，小腹胀满，屈不伸。

夏遇者，为脉痹，不已，复感于风寒湿之邪，则会于心。烦心气喘，咽干善噫而恐，血凝不液。

季遇者，为肌痹，不已，复感于风寒湿之邪，则会于脾。肢怠败呕汁闷塞，寒土不能养肺金。

秋遇者，为皮痹，不已，复感于风寒湿之邪，则会于肺。烦闷喘而呕。

冬遇者，为骨痹，不已，复感于风寒湿之邪，则会于肾。苦胀，足掌卷蜷，重不能申。

心胞痹，满热清涕；膀胱痹，按之内痛。若沃以汤，小便涩，上为清涕，逆而上行。大肠痹，自肠来，数饮不得出，尿中气喘争，时发飧泄。入脏者危，留筋骨者久，痛连皮肤者易治。六腑亦以风寒湿中各背俞，而饮食应之则留病，经络不疏则不遂，皮肤不营则不仁。阴气多则寒，病气胜则恐而汗。痹在骨则重，在脉则凝，在筋则屈，在肉则痿，在皮则寒。五者不痛而痹，痹之状，遇寒则如虫行，遇热则纵。其寒者阳气少也，热者阴气少也。阳盛故热，多汗者逢湿，其阳少阴盛，两相感，故汗出而濡也。治五脏在俞，治六腑在会。

光明、外丘、委阳、天井、跗阳，以上四肢痿痹；天井、尺泽、阳辅、少海、会阳，以上风痹；风市、肩井、行间、环跳，以上两腿冷痹；太渊（胸痹）、劳宫（手痹）、肘髎（历节风痹）、消泺（风痹）、梁丘（寒痹）、商丘（骨痹）、膝关（风痹）、承筋（寒痹）、承山（胻酸痹）、然谷（痿厥痹）、阳关（胫痹不仁）。

脚气

或因饮食所伤，致湿下注。行起忽倒，足膝枯细。心下怯悸，小腹不仁，大便涩。两胫肿满，举体转筋，骨节酸痛，恶闻食气，见食吐逆，胸满气急，憎寒壮热，甚而足筋肿大如瓜瓠，一身尽病，或肢节肿痛，肩背重湿，而麻木冷痹，腰痛肾虚下注，当风取凉冷乘，沉重少力。或妇人每月一次，下元沾滞，带下难行，心痛胀满浮肿。内踝骨红肿为绕踝风，两膝红肿为鹤膝风，外踝骨红肿为穿踭风，两腿胯红为腿义风。蒜片艾灸患处，肿为脓湿脚气，不肿为干脚气。由脾胃虚热生湿、寒风两侵，转筋属血热，无汗走注为风胜，汗而愈；拘急掣痛为寒胜，温而愈；肿满痛为湿胜，渗而愈；燥热渴、便实为热胜，下而愈。脚气冲心为恶候，多难治。筋驰而软，或浮肿，或生臁疮，宜疏利风湿。筋缩枯痛不肿，宜润血清燥虚。脚气血疼不肿，赤筋不急夜痛，攻注大小便不通，坠脐。

脉，微滑虚，牢坚实。结因气，散因忧，紧因怒，细因悲，浮弦为风宜汗。濡弱湿气宜温，迟涩因寒宜熨，洪数热郁宜下。

次髎（踹重）、承山（脚寒屈不得伸，灸）、肾俞（一寒一热灸）、然谷（转筋灸）、丘墟（股胻肿转筋灸）、解溪（中指起尽痹）、至阴、金门、窍阴，以上筋痿；仆参（脚踭不得履地）、承筋（足逆冷酸痛）、中封（脚肿）、小肠俞、足三里、绝骨、冲阳，以上足不收；公孙、委阳（筋急）、涌泉（足趾不能屈伸）、筑宾（踹痛）、阳陵泉（伸不能屈）、阴谷（膝痛如离，不得屈伸）京骨、跗阳、三里、风市、上廉（治鼓胀，足筋吊，股内痛）、悬钟、阳交、冲阳、复溜、内庭、行间，以上治胫酸筋挛足寒不收；膀胱俞、膝关（膝内痹痛引髌不可屈伸）、飞扬（指痛）、梁丘、膝眼、下廉，以上鹤膝风；昆仑、通谷（踹肿脚如结，踝如裂）、临泣、厉兑、太冲，以上跗肿内踝前痛骨酸。

痿躄

痿躄者，手足痿弱无力以行动也，似脚气而非脚气，多半外因，此则肺不足所致也。肺不得水养而不能制木，木克脾土，而四肢不用。痿肺躄肾，肺热则肾受邪，故痿与躄相因。有湿热，有痰积，有血虚，有气虚，死血，食积，有色劳，宜补阴燥湿，降火化痰，补气调中。

脉尺虚弱缓而紧为躄为痿，热传回脏脉多浮大。

肝色青爪枯，筋膜气热则胆泄口苦筋膜干，干则筋挛而急，发为筋痿。

心色赤络溢，血脉气热则下脉厥而上，上则下脉虚，虚则生脉痿，枢衣折，胫纵而不任，肾随火上。

脾色黄肢动，肌肉气热则胃干而渴，肌肉不仁，发为肉痿。

肺色白毛败，皮毛气热则叶焦皮毛虚弱急薄者，则生痿躄也，交肾故足挛不伸。

肾色黑齿槁，骨髓气热则腰脊不举，骨枯而髓减，发为骨痿。

五病皆以胃为主，为水谷之海，主润宗筋，束骨利机关。冲脉者，经脉之海也，主渗灌溪谷，与阳明合于宗筋，会于气冲。阳明为长，属于带脉，而络于督脉，故阳明虚而宗筋纵，带脉不引故足痿不用也。治之之法，补其荣而通其卫，调其虚实，和其顺逆，筋脉各以其时可灸。治法当泻南火以清肺金，补北水以降心火。且阳明实则宗筋润矣。大约诸家所论俱有原委，要其至则责之肾，肾虚而肝脾二经停湿注脚，滞弱不行，即为脚躄，此用灸治，补肾扶肝燥脾平胃。一切为脚气、为腰痛、为痿躄、为痹痛而约治之，医家分门别类。用药逐节逐路，层次引导，始能凑功。而火攻直捣中坚，擒王诛从，得按理求证，约而寡失同异。异同之间，如此不一，大抵皆治源，皆治流之法也。

三里、肺俞、中渎、环跳，以上痿躄；然谷、丘墟、合谷（四肢痿躄）、天井。

麻木

麻是浑身气虚，木是湿痰死血。

脉，浮而濡虚，关前得之，麻在上体；关后得之，麻在下身。脉浮而紧，寒，手足遍身痹；涩而芤，血，在妇人亦为七情所郁；浮而缓，湿，手指痹。

百会、肩髃、曲池、风市、足三里、绝骨。

头部

头偏正风，肿痛晕，面颊颔颈项，各病瘰疬，另附疮科喉唇舌齿同经。

大肠经，络肺，交，从缺盆，上颈，贯颊，下入齿缝中，至侠口，上挟鼻孔，病为齿痛，颊肿，目黄，口干，鼽衄，喉痹。

胃经，鼻齿口头颐颊额颅耳俱交属，络脾，连舌，病头面各症。

三焦经，络心包，上颈出耳，上屈下颊至䪼，支穿耳中至锐眦，病耳目喉嗌。

肾经，循喉夹舌。

膀胱经，络之自内眦上巅，入络脑，下络背，病为头项目鼻各症。

小肠经，络心，循咽，下膈抵胃，支循颈上颊，至锐眦，入耳，支别颊上䪼。抵鼻至内眦，络颧，病嗌颔耳鼻等症。

胆经，络肝，循喉系目环唇，上巅，本脉起锐眦，下耳后，分出耳前，至锐眦，支下䪼，至颊下颈，病面垢头痛，自腋以下症。

头痛，脉阳弦浮风紧寒，热必洪数，湿细而坚，气虚头痛虽弦带数，痰厥则滑坚，厥实坚。又曰头痛短涩应妨厄，浮滑风痰必易除。

头面皆诸阳之会，风寒上行。每患痛，支冷过节者不治，脑尽痛。

太阳头痛，恶风脉紧，左血虚风，右气虚痰；少阳头痛，往来寒热脉弦细，足少阴头痛，足寒气逆；阳明头痛，自汗发热恶寒，脉浮结；足厥阴头痛，痰多厥冷。

头痛颠疾，足少阳、太阳，心烦头痛病耳，治心与小肠。

头半寒痛，手少阳、阳明。头寒头痛，下虚上实也。

伤寒头痛耳鸣，九窍不利。风寒头痛，身重恶寒，宜汗。

湿热头痛，头重如石。有伤寒发热者，有痰滞火升者，有虚劳下虚者，有郁而痛者，有血虚气虚痰厥风热，宜泻火凉血。

头痛穴：合谷、络却（旋）、通谷（虚）、命门、通里（眩痛、玉枕（脑风）、阳溪、陷谷、百会、陶道（重）、丘墟、曲差、脑空（脑风）、温溜、青灵、大杼、昆仑、中渚、五处（风眩）、肾俞（皮痛）、上廉（脑风）、腕骨（感冒）、胆俞、阳白、前顶（风）、完骨、窍阴（颈痛）、解溪、支正、焦俞、液门、曲池（肿）、上星（皮肿）、跗阳（颈痛）、下廉承灵、飞扬、颔厌、大迎（脑风）、后顶（头肿）。

面肿

面疮上焦火也，紫黑阳明病气不足也，面热者阳明热也，生粉刺酒齇肺火也，鼻赤齇肺毒也。

天枢、承浆、囟会、完骨、目窗、公孙、厉兑、陷谷、丰隆、解溪（色黑）、巨髎（面赤）、龈交、颊车（面风）、地仓、太冲（色苍）。

颌肿：商阳、三里、颊车、天宗（项强）、气舍（痛急）、少商、龈交（项肿）、臂臑（项急）、腕骨、后顶（项肿）。

眩晕，黑为眩，转为晕，肝火上攻，七情六淫，虚则病此，及女人产后亦病此，随证治之。下血气虚，上痰火风实。

火炎而动痰风，有汗项强。痰寒无汗筋挛，消风降火为要。

脉浮，风，有汗项强；细湿，沉重，弦而滑，痰。

脉紧，寒，无汗筋挛；虚暑，烦闷，芤而涩，瘀；脏郁。

数大，火邪，虚火炎极，肥人气虚兼湿痰，瘦人血虚与痰火。有风痰、寒痰、阴虚、胃虚、心脾虚而惊恐震眩者，先理痰气，次随症脉。

眼科

经曰：脏腑之精皆上注于目，肾藏精，治者主之。目为肝窍，子母相生，同一治也。

肺，下络大肠，循胃上，病则交手而瞀。大肠络肺，病则目黄口干。心，从心系上挟咽，系目，直者上肺，病为目黄。小肠，络心抵胃，支循头上颊至目锐眦，却入耳中，其支别者，别颊抵鼻至内眦，斜络于颧，病为耳聋，目黄，颊颌肿。三焦属心包，病则目黄。心包，属三焦，支上项侠耳，贯至目锐眦，病则眦痛。胃，络脾，起于鼻，交额中，动则颜黑。肝，起足，侠胃络胆上喉，入颃颡，连目系肺，甚则面脱色。胆，起锐眦，抵角下耳，支从耳贯至锐眦，乃下络肝，病则锐眦痛。肾，络膀胱，贯肝入肺挟舌，病则目𥆨𥆨如无见，心如饥。膀胱，起目内眦，上额，交巅，支分至耳，直者入脑，下络肾，病则目黄泪出。

真血，肝中注运，天一之水也。真气，元阳往来经络。真精，肾胆所化精汁。

胞内包黑稠神膏，膏外有神水似滋膏，水外有直血，血以滋水，黑精肾胆所聚。

华元云：目有神膏，由胆渗润以养瞳神，衰则损；有神水，三焦气化水，衰或竭则耗涩昏渺；有神光，原于命门，发于心通肾，衰则昏，火炎则燥。

水，瞳仁，肾膀胱水，迎风下泪生花，肾病也，久昏肾虚也。

木，乌睛，肝与胆风，赤痛肝实热也，暴赤肝风热也，内障肝病也。

气轮为白仁，肺大肠金，羞明肺实也，外障肺病也，眵多肺热也，眵不结肺虚也。

血，外内眦，大眦属心火，实宜泻火；小眦属相火，虚先泻脾乃补。大眦赤红堆起一点，实热也；拔睛，心热也；小眦赤红血胜，心虚热也。

肉，上下胞，脾胃之上，昏脾虚也，倒毛脾风也。

大眦赤者真火也，小眦赤者命门相火，虚火也。

东垣云：能近视不能远者，水有余而火外映不足也；能远视不能近者，火炎而水内映不足也。

张子和曰：白轮赤，火乘肺也；赤筋贯目，火自甚也；瞳仁翳，火乘肝脾也；肉轮赤，火乘脾也。实火气有余则泻之，虚火血不足则补之。

八廓：肝府为天廓，膀胱为地廓，命门为水廓，小肠为火廓，胃府为风廓，脾府为雷廓，大肠为山廓，三焦为泽廓。

脉，左寸洪数，心火炎也；左关弦洪，肝火盛也；右寸关弦洪，肝木挟相火而侮肺制土也。

论曰：脏腑精华在目内，则有虚实补泻之法。所患在血气性情外，则风寒湿热当从其本以治之。世人点用凉药，语以灸法大笑之！至《眼科全书》所载七十二症，如烂弦冷泪亦用灸法，但多针灸，后人以艾治之，犯其经络，祇以滋害，若睛明、攒竹、临泣皆禁灸也，曷怪世人之畏弃哉！吾粤有夏仰轩专以眼科著，服药、洗、点，将愈之日，用灯火遍烧头背，皆称为断后要妙，叩其穴道茫如也。大抵虚火内耗，是以邪风外引。古圣载眼症各部有纪，用之辄效。盖补泻温凉，此中具有旨义，因条列俞穴如下：

任脉：承浆（眩瞑）、中脘（黄）。

督脉：水沟（头痛喘渴，目不可视）、神庭（上戴，头风眩，泪出，头痛，目昏）、上星（眩目睛痛，不得远视）、囟会（惊痫戴眩）、前顶（眩）、百会（反张泣出）、陶道（眩）、后顶（风寒眩，视䀮䀮）、筋缩（转上垂）、长强（昏，头重）。

肺经：太渊（白翳眦赤）。

大肠经：商阳（青肓左右交取）、二间（盲）、三间（背急痛）、合谷（痛，烂弦，胬肉，翳拔睛，一切本病）、阳溪（痛，风赤烂翳）、偏历（䀮䀮）。

胃经：四白（目下七分为承泣，一寸为四白，治眩泪出，烂动不息，白翳）、承泣（治㖞斜，目瞤视䀮䀮，冷泪，眦赤痛）、巨髎（侠鼻孔旁，值瞳子是，治青盲不见，远视䀮䀮，侠八分为巨髎，侠鼻孔五分为迎香，禁灸）、地仓（侠口旁四分，治口渴，目不开，瞤动不止，自此膺腹无治目穴）、足三里（昏眩，凡三十以上宜灸此）、解溪（头风眩赤，陷谷面目浮肿）。

脾经：大都（弦，上至胸肋）。

心经：通里（眩头痛）、少海（黄眩）、青灵（黄）、极泉（黄）。

小肠经：少泽（头痛目翳遮睛）、前谷（白翳眦烂泪出）、后溪

(赤翳)、腕骨(冷泪生翳)、阳谷(眩)、养老(昏)、支正(眩风虚惊恐狂惕生恍)、小海(风眩)。

三焦经：关冲(翳膜不明)、液门(眩赤涩)、中渚(昏眩翳膜)、外关(昏)、支沟(赤)、颅息(昏)、角孙(肤翳)、瘛脉(眩瞢睛不明)。

心包经：劳宫(黄)、大陵(赤，小便血)、内关(昏赤)。

膀胱经：至阴(翳)、通谷(视眈眈)、束骨(眩内眦赤烂)、昆仑(痛赤肿)、飞扬(眩)、曲差(入发际五分，侠神庭旁，治目不明)、五处(侠上星旁，治头目眩瘛疭上戴。五处后一寸半为承光，禁灸)、通天(承光后一寸三分，入发际六寸三分，治风眩白翳)、络却(通天后一寸半，清风目障)、玉枕(眩痛不能视)、肺俞(眩)、肝俞(治一切目瘼，如上视、眩翳、眉头痛、眈眈、惊衄、病后食五辛、雀目)、三焦俞(眩)、譩譆(眩)、风门(目眩多嚏)、肾俞(昏眈眈)、意舍(赤黄)、阳纲(黄不嗜食)。

肾经：水泉(眈眈不能远视)、涌泉(眩)、复溜(昏)、阴郄(昏)、通谷、照海(大风默默不知所痛，视如不明)，此上膺腹无治穴。

胆经：侠溪(外眦赤目眩，侠溪在印文指本节前岐骨陷中，此上一寸为地五，又上一寸半为临泣，而地五禁穴甚严)、足临泣(眩痛)、丘墟(翳膜)、上关(青盲)、颔厌(风眩无所见，偏头引外眦急)、悬颅(偏头引外眦急)、脑空(肝心悸，风引目眇头痛目眩头风)、风池(眩泪出，眦赤痛，不明)、阳白(瞳子痛痒，昏目眦急，上窜头目痛眵眦寒。直目上一寸为扬白，入发际五分为临泣，禁灸)、临泣(外一寸为本神，亦禁灸)、率谷(风眩痛)、目窗(临泣后一寸，治头面浮肿，目外眦赤痛，头眩目眈眈不明，头痛目眩)。

肝经：行间(瞑不欲视，干烦泪出太息)、太冲(面目色苍)、曲泉(眩)、期门(青而呕)。

附遗：翳风(㖞斜，手足少阳之会)、客主人(眩㖞斜，足阳明少阴之会)。

《岐黄问答》：后顶、承浆、合谷(治眈眈不明)、肺俞(翳膜)、少商（雀目）、耳轮（上小尖小小三壮，治赤火眼）。

《徐氏》：二间（迎风冷泪）、肝俞、合谷、照海、列缺（目风肿弩拔睛）、合谷（暴赤肿）、合谷、阳白（两眉角痛）。

《眼科全书》：太阳、颊车、耳门、听会、风池（左右交取，治风牵㖞斜）、天府、肝俞（冷泪）。

患眼头痛，左属风，右属热，百会前后左右各二寸四壮，率谷、听会、光明、太阳、耳尖。

摘治眼痛：扬白、率谷、昆仑、上星、阳溪、肝俞、照海、临泣、风池、四白、玉枕、目窗。

青盲：商阳、瘈脉、络却、上关、二间。

雀目：少商、肝俞、二间、肩中俞。

扳睛：少泽、列缺、照海、合谷、肝俞、京骨（自内眦起）。

上戴：神庭、囟会、肝俞、阳白、筋缩、五处 。

眦赤：太渊、阳溪、解溪、后溪（赤翳）、支沟、大陵、内关、意舍、目窗、侠溪（外眦）、风池、液门、合谷（内眦）、束骨、四白。

眦痛：三间、合谷、颔厌、悬颅、拳尖、侠溪。

眦烂：前谷、阳溪、束骨。

翳：太渊（白翳）四白、少泽、关冲、角孙、至阴、京骨、通天、肝俞、阳溪。

㖞斜与上戴及瞤动参治：四白、地仓、翳风、客主人。

目黄：中脘、少海、极泉、胆俞、劳宫、阳纲、意舍（赤黄）、青灵。

眩：承浆、上星、囟会、前顶、陶道、足三里、解溪、大都、通里、少海、风眩、极泉、阳谷、支正、液门（赤涩）、中渚（眩膜）、瘈脉、京骨、飞扬、通天、玉枕、风门、肺俞、肝俞、譩譆、三焦俞、涌泉、临泣、率谷、目窗、曲泉。

昏𥉂𥉂：长强、偏历、五里、巨髎、足三里、养老、颅息、瘈脉、水泉、通谷、曲差、风门、肝俞、肾俞、内关、复溜、阴郄、曲泉、后顶。

泪：前谷、腕骨、风池、行间、神庭、百会、四白。

眇：脑空；班疮入眼：大杼。

干：行间、中渚；疳：合谷。

眉轮骨痛，风热与痰，又有肝虚羞明眶痛者。怒则痛伤肝而病及肾也。肥人气虚湿痰，瘦人血虚痰火。劳则痛，阳虚也。肝俞。

目瞤动：四白、地仓。

目不明：后顶、承浆、合谷。

耳病

小肠支别者，入耳中，病耳聋；三焦支者，上顶挟耳后，又直出耳上角，以屈下颊至䪼，支又从耳后入耳中，出耳前，过客主人前，交颊，却出目锐眦，动则聋，病者耳后肩外尽痛；胃直行者，从缺盆上耳内廉；胆从耳后入耳中，出耳前，至目锐眦；膀胱从巅至耳上角；肾窍在耳，壮健暴聋实也，脱精而聋虚也。伤寒外邪入少阳则耳聋、胁痛，以手按之不鸣虚也，按之愈鸣实也。怒而鸣肝也，疾而鸣胃郁也，午前鸣阳气实热也，午后鸣阴血虚也。女多左聋怒也，男多右聋欲也。左右聋或厚味，上焦热也。风耳鸣，睡则如闻战鼓声也，此则气厥挟风劳伤也。有气热乘虚随脉入耳而为聋者；有耳出津液，风热搏之，结核塞耳，为耳停者。在小儿耳脓为肾疳，左肝火右相火。治法，肾用补，三焦大肠用泻。若药之，补中、祛邪、清痰、去郁、平肝、下气，又另参治。

脉，尺，浮大为风，洪实为热，涩微为虚，数为阴火上炎。

治穴

督脉：百会（鸣聋）。

膀胱经：玉枕（聋）、肾俞（虚聋）、风池、侠溪（聋）、束骨（聋）、窍阴（暴聋）、络却（鸣）。

胆经：脑空（鸣聋）、风池（气塞）、完骨（耳后痛）、浮白（鸣嘈嘈无所闻）、听会（聋如水鸣声）、颔厌（鸣）。

大肠经：商阳（鸣聋）、合谷（鸣痒痛）、阳溪（鸣痛聋）、偏历（鸣）。

小肠经：前谷（鸣）、后溪（聋）、腕骨（鸣）、阳谷（鸣聋）、天容天窗（鸣痛）、听宫（聋如物塞耳中嘈嘈鸣）。

三焦经：液门（风寒热痛鸣聋）、中渚（聋痛）、三阳络（聋）、外关（浑浑无所闻）、耳门（痛聋鸣并重听停脓）、四渎（暴聋）、会宗（聋）、翳风（鸣痛聋）、颅息（鸣风聋塞耳）、听宫（聋，要小炷）。

胃经：下关（痛鸣，足阳明少阳之会，《明堂》不禁）。

鼻病

大肠自手至缺盆，上颈贯颊，下入齿缝中，还出侠口，交人中，左之右，右之左，上挟鼻孔，病为鼽衄；大肠自肺交行，肺窍于鼻也；小肠支别颊上䪼，抵鼻至目内眦；足胃起于鼻，交额中，下循鼻外，入上齿，还出侠口，循唇，下至颊车，上耳，支别行至胃，病为鼽衄；膀胱起目内眦，支至耳，直行者，从巅络脑，病为鼽衄，脑连于鼻，故通天可灸诸病；督脉起于下极，循至脑，上巅循额，至鼻柱。肺窍于鼻而审气于心，新感风寒则塞，惯辄胃寒而塞者，肺邪郁与风战也。胆移热于脑，为渊，为脑漏，甚则脑有虫，为控脑沙，又为疮，为痔，为痈，为流涕流黄水，为鼻红酒皶，此肺热也。又为鼻衄，此阳明郁热，上行触脑伤肺也。瘜肉治脑，皶红治肺，清金疏风降火酌治之。脉，左寸浮缓为伤风塞涕，右寸浮洪而数为皶衄。

治穴

肺虽窍于鼻，而肺仅至胸及喉咽，达于目，则鼻病托之交络肠，及所上头脑诸经以治之。肾少治鼻，托膀胱以治之。

督脉：上星（塞瘜）、囟会（塞）、百会（塞瘜衄）、神庭（涕）、前顶（涕）、龈交（塞瘜）。

胆经：正营（衄）、风池（鼽衄）、承灵（鼽衄瘜）、水沟（瘜肉）。

肾经：步郎（塞）、京骨（鼽衄不止）。

膀胱经：通天（塞涕衄息）、风门（涕嚏息）、譩譆（衄）、上髎（衄）、肝俞（衄）、承筋（鼽衄）、至阴（塞）、昆仑（鼽衄治风门不治肺俞）。

胃经：厉兑（不利而涕，多惊）。

肝经：曲泉（衄）。

大肠经：二间（塞息）、合谷（鼽衄）、偏历（鼽衄）。

心包经：劳宫（衄）、阴郄（衄）。

小肠经：前谷（鼽塞）、后溪（衄）、颔厌（多嚏）、飞扬（鼽衄）、通谷（衄不止）、阴郄（衄）、上髎（鼽衄涕）、三间、阴郄、郄门、曲泉（衄）、承山。

唇舌（龈齿喉嗌咽口，经脉见头部）

脾窍为口而病应舌，为重舌木舌，纵为阳强，缩为阴强。脾络胃，上膈夹咽，连舌本散舌下，病为舌本强且痛。胃病喉痹，心本脉系于舌本，脾脉系于舌两旁，肝脉挟唇旁，肾之津液出舌端，心主五脏。故诸经皆会于口。外感风寒传经者，舌苔自白而黄至黑者危。卒中者，强自短，舌卷不言者死。内因则肿、长、肾虚、黑、肺痰、渴、心脾裂。

舌：廉泉（任治舌肿口疮干纵强急缩）、天突（急）、少商（急）、尺泽（肺干）、合谷（胱干）、阳溪（火出）、扶突（火出）、太乙（胃）、滑肉（胃，癫狂吐舌）、少泽（胃强）、胆俞（火烈强）、窍阴（胱强）、兑端

(干)、消渴、关冲(卷强舌本痛)、天井(癫痫时舌羊鸣)、臑会(水出血)、大陵(舌本痛)、支沟(噤)、然谷(呕吐)、大钟(干)、复溜(干)、大迎(强)。

口:酸肝热,苦心热,甘脾热,辛肺热,咸肾热,淡胃热,口糜膀胱移热于小肠。

《经》曰,大肠夹口,病则口干;心夹咽,病则咽干;脾环唇,胆病口苦;肾病口热舌干。孔最(噤㖞)、商阳(干,左右交取)、三间(干)、合谷(疮噤)、偏历(㖞)、下关(㖞)、颊车(一切口痛)、巨髎(噼)、地仓(病不能言不能食)、大迎(㖞噤)、不容(干)、冲阳(㖞斜)、灵道(暴瘖)、通里(暴哑)、天突(暴哑)、听宫(噤)、肺俞(干)、昆仑(噤)、复溜(干及涎沫自出)、曲泽(身寒湿痛伤热口干)、劳宫(烂)、关冲(干)、支沟(哑噤)、三阳络(暴哑)、完骨(㖞)、身柱(干)、承浆(㖞紧口疮)、廉泉(噤)、少冲(惊沫出)、通谷(㖞哑)、上关(沫出)、大钟(热)、听会(噤)。

唇,上唇疮虫食其脏,下唇疮虫食其肝:合谷(紧)、承浆(紧)、阳陵泉(肝募)、日月(燥烈)、三间(干强)、目窗(强)、兑端(强)。

《经》曰,胃病则唇胗,以其挟口环唇,肝从目系下颊环唇内。太冲(肿)、承浆(口生崩沙)、膺窗(干)、下廉(肿)、复溜(涎出)、阳谷(涎出)、廉泉(涎出)、上关、通谷、脾俞,以上饮食不收。

牙齿,呷风则甚痛,胃有风邪也;痛而摇动肾虚也;宣露胃热少血也;走马牙疳,上焦热也;开口臭甚,肠胃积热也;虫蚀肠,胃湿热也;缝出血,胃热极也;牙泻,龈肿烂龈,陨唇,鼻侵蚀,唇缓,毒在心肝上攻也。

脉,右关数或洪弦,乃胃风火热上攻而痛。尺洪大而虚,乃肾虚相火炎上而牙摇且痛。上牙属胃并肾,喜寒而恶热;下牙属大肠,喜热而恶寒。

曲鬓、人中、颊车、上关(俱治牙车不开)、听会(脱离)、大陵、耳门、悬颅、商曲、阳溪、液门、三阳络、厉兑、冲阳、足三里(牙痛)、阳谷(上牙)、三间(下牙)、内庭(下牙)、太渊(风痛)、列缺(连阳、阳明)、合谷(龈痛)、翳风(牙车急痛)、承浆(牙痒虫食)、天冲、角孙、兑端(俱治龈肿)、光明(啮颊)。

咽喉

肾,循喉咙通舌本,病者为口渴,舌干咽肿,上气嗌干及病。

《素问》曰:邪客于肾令咽痛不下食。

大肠,络肺,支上颈下入齿缝,还夹口,左右交,上夹鼻孔,病为齿痛,顑肿,口干,目黄,鼽衄,喉痹。

小肠,支循颈,上颊,至锐眦,循咽下膈,病为嗌痛颔肿。

三焦,病则嗌肿喉痹。

脾,病舌本强而痛。

胃,起鼻,入齿,还唇,循喉,病颈痛肿喉痹。

肝,循喉之后,会巅,支环唇,病为嗌干。心夹咽,病为嗌干。

咽,通水谷而咽下之,接三脘。

喉,九节以候气通五脏,系肺诸脏。

热则肿,腑寒则缩而硬如有物,痛痒闭,风湿亦然。卒患可畏两旁会厌肿,名双鹅,甚为单鹅,又名为痹,皆肾相火逆冲也。治或刺破肿处,不用寒凉。又或舌下生舌子,名舌胀,又为木舌,名缠喉风。凡得之饮食过热胃火也,忿怒肝火,房劳肾火也。又有肾寒郁,格热行于咽门,经会而搏其寒热,为痹;在身及颈以下,肤内腠外,为结核;在于颈咽喉间,为梅核,又甚为瘿瘤;又思极与三焦火结为喉痹。痹之为言闭也。总之一阴一阳结为喉痹,肝心包阴也,三焦少阳阳也。鹅刺少商。声不出肾虚也。结核者，火因痰结而不散，坚如果核也。或头或胁或臂不红不痛，又有自脘至咽一线疼痛者，马刀瘰疬，颈下耳后痰结。梅核气，咽喉间吐不出咽不下，此中脘郁结痰也，痞满恶心。

十八种

双鹅、单鹅、舌风、舌黄、鱼口风、塞喉风、悬蜞风、崩沙、蜂毒、抢食风、猎颊风、缠喉风、松子风、连珠风、走注、瘰疬、瘿在头颈、瘤随处结留。肝肾胃三焦俱有相火，火者痰之本，牙舌眦全症也。又有急喉痹，声如拽锯，此为肺绝不治。宜竹沥姜汁灌，忌寒药，失音者难治。

脉，两寸浮洪而嗌，为喉痹，微而伏者危，实滑者生。

喉痹：浮白、完骨、大杼、膈俞、气舍、涌泉、天突（牙疮）、天容、尺泽、云门、二间、三间、阳溪、温溜、曲池、少泽、前谷、大陵、偏历、臑会、通里、关冲、合谷、太溪、蠡沟、阳辅、然谷、下廉、丰隆、厉兑、膝关、中府、窍阴、少商、内庭、璇玑。

咽：天突、行间、偏历、极泉、神门、内庭、天容、通谷、照海、液门、太渊（干）、太冲（食不下）、胆俞、大钟（咽中如哽）、三间、间使、蠡沟（咽肿）、太溪、然谷、膝关、内庭、中渚、扶突（喉咽）。

咳嗽

无声有痰为咳，脾湿生之；无痰有声为嗽，肺脉自伤肺不清也；有声即有痰为咳嗽，脾伤肝湿也。主肺分于腑脏，脾为肺之母，肾为子，补其母与其子也可。火邢金则嗽，水冷金寒亦嗽。呼出为肺，纳入在肾。肾不能收故嗽。春上升，夏炎，秋湿热，冬寒。嗽不响者肺破也，或痿食积嗽痰如胶，胸痛嗽痰如结。晨嗽食积，上午嗽胃伏火，午后嗽阴虚，火嗽声多痰少，干嗽火邪在肺，劳嗽盗汗寒热。

伤风咳者脉浮，憎寒壮热，有汗恶风，口干烦躁，鼻流涕，语未竟而咳。

伤寒咳者脉紧，憎寒发热，无汗恶寒，烦躁不渴，遇寒而咳。

伤暑咳者，脉数烦热，渴饮口干，或吐涎沫，声嘶咯血。

伤湿咳者，脉细，骨烦痛，四肢重，或有汗，小便不利。

风寒，痰饮，火郁，劳嗽，肺胀。

风寒郁于肺而夜嗽者，鼻塞声重，恶寒，宜发散行痰；痰饮者，嗽动便有痰声，痰出嗽止，宜豁痰；火郁者，声多痰少，面赤，宜降火清金。干嗽乃郁，甚有不得志者，火上逆，宜降火。劳嗽者，盗汗痰多寒热，宜补阴清金。有阴虚火动，甚则吐血有嗽声。极热者，好色之人，原气虚，嗽声不已。肺胀而嗽者，喘满气急息重，宜敛肺。不得眠，肺胀壅塞难治。肺虚宜清补，肺实宜泻。

脉，浮风，滑数实热，沉紧虚寒，细湿，涩少血，洪滑多痰。房劳形盛，脉细不足以息，沉小浮匿者多不治。

左关濡，饮食伤脾，右关弦短疲极肝衰。浮短肺伤，病当咳嗽，灸法主用乳根、太渊、天突、膻中、廉泉、大杼、肺俞、尺泽、神封、列缺、少泽、前谷、天井、涌泉、太溪（一切咳嗽吐脓血，不下食，胸中如塞）风门（感冒）、俞府。

吼喘

肺窍有冷痰气，寒雨则发，不食，有终身苦，子母传者。专主于痰，宜吐，然太虚者不可吐。灸法论气久近，宜天突穴。

喘急，有水气乘肺者，有惊扰者，有阴虚气虚者，有胃虚者，有火炎上者，肺虚挟寒，肺实挟热。

上气急促，脉滑而肢温者生，沉涩肢寒者死，数亦死，汗出发液直视者死。有肺虚挟寒痰冷宜补肺，虚挟热者宜泻。有水气乘肺而喘者，漉漉有声宜利小便。有受郁肺胀而喘者，宜宽中下气。有阴虚者，从脐下起。有气虚者，有胃虚者，提头揣肚。有火炎者，得食则减，宜降火清金。热喘夏发，冷喘寒发，水喘脚肿胸满闷而喘发，宜疏导热清利。水气逐水，惊扰下气，阴虚降火，气虚补气，有痰清痰，有气降气，胃虚补胃，火炎降火清金，伤寒发喘表汗里下。右寸前脉有力，必上气，自汗，此肺实也。无力则干咽，元津虚也。

廉泉、风门、肺俞、华盖、步郎、太渊、三间、上廉、然谷、大钟。

喘逆

承满（饮食不下）、肩息、曲泉。

喘嗽口干：不容、商阳、昆仑。

肺气咳诸喘：肺俞、阴俞、膻中、风门、魄户、璇玑、气海、期门、中府、云门、华盖、天突、至阳。

咳逆

有久病胃虚者，有伤寒失下者，有痰热郁中者，有胃寒逆上者，有水停病痞者，即呃逆，气上冲而作声不止难治。肺脉散者不治，浮缓可治，弦结难治，代者危。

腹结、行间、窍阴、临泣、乳根、浮白、肝俞、三焦俞。

心痛（实系胃脘痛）

有九种，饮、食、风、冷、热、悸、虫疰、去、来。

心痛初起者，胃脘有寒积；久者，胃中郁热也。大便实者，利之则减也，心膈痛攻走腰背，厥冷呕吐者，痰涎在心膈也。胃口有虫作痛者，时痛时止，面白唇红也。素因食热物者，死血留于胃也。心疼肚腹痛，小肠积冷块也。凡心痛连两胁及乳牵背胛者，实热也。病在小肠连脐，左右上下肢冷者，虚寒也。以指按则稍疏者，挟虚也。顽痰、死血、恼怒、虫蛔滞气，通则不痛，痛则不通。寒宜温，热宜清，痰宜化，血宜散，气宜顺，虫宜杀。灸手肘后五壮，气痛平心反背二穴，并为三灸之。

脉，沉细动皆是痛症。心痛在寸，腹痛在关，下部在尺，脉象显然。痛甚则伏，阳微，阴弦短而涩者皆心痛也。沉细而迟者易治，浮大弦长者难治。

太溪、然谷（虚痛）、行间、建里（不食）、中脘、神门、阴郄、膻中、巨阙、水分（以上患寒虚痛）、膈俞、大墩、大陵（以上暴痛）、厥阴俞、膈俞（心痛难忍并伏梁上坎）、上脘（不食）、少冲、间使、曲泽（以上心痛）、郄门（甚者治之）、临泣、涌泉（难法锥刺，手足寒冷至节者死）、悬钟、厉兑（以上心腹胀满胃热不嗜食）。

腹痛

有九种，寒、热、湿、食积、虫、痰、血、虚、实。

无增减者，寒痛也；乍痛乍止，热痛也；小便不利，湿滞也；得泻而减，食积也；时作唇红，虫蚀也；胸膈有声，痰饮也；不移动处，死血也；按之稍止，虚痛也；硬不能按，实痛也。连胁膈者，或食或寒遏肝胆而相将不得上升也。客寒犯胃，或饮食寒热相反，脐下忽大痛，人中黑者危。

凡脉沉细而迟者生，若浮大而弦，不可治。关脉紧小急速，或动而弦，甚则沉伏，弦实滑痰，尺紧脐腹心腹痛。

胃俞、三焦俞、膀胱俞、蠡沟、下脘（凡寒不嗜食）、三阴交、关元、太冲、上廉（夹脐痛食不化）、关门（肠鸣气走，夹脐痛并治痰食积胀）、大都、天枢（夹脐痛冲心）、气冲（腹胀）。

腰痛

腰常痛，为肾虚也；日轻夜重，瘀血也；遇阴雨而发，湿也；走疰痛，痰也。痛有外内三阴，外因肝胆多中风，因膀胱多中寒，因脾胃多中湿；内因郁伤肝，因志伤肾，因忧伤脾，又在七气，寒、热、怒、恚、喜、忧、愁。

脉，沉弦而浮为风，濡细为湿。实为恶血，沉弦而大，为肾虚，滑为痰为瘀血。微为气滞元损。

肾俞、昆仑、命门、膏肓、关元、中膂俞、脾俞、长强（以上治腰腹相引肾虚腰脊痛）、下髎（腰胯如锥刺难忍）、通谷（腰如折）、风池（腰拘痿及颈项无力）、合阳（腰脊强引腹痛）、章门、环跳、太白、行间（以上腰不得转）。

胁痛

左痛，肝受邪；右痛，肝邪入肺；俱痛，肝火盛而肝气实也。走疰有声为痰饮，劳伤身热胁痛虚也，膈痛痰结也。左块死血也，右块食积也。喘嗽肝火侮肺也。内因怒哀气结、饮食劳湿，外因伤寒，少阳耳声病。

脉，双弦者，肝气怒伤有余，沉涩而紧急，痰瘀也。

章门、浮白、肝俞、膂俞、劳宫、大陵、本神、胆俞、丘虚、腕骨、脾俞、上脘、中渎、通谷、陷谷。

臂痛

湿热横行经络也。上焦湿痰，或风寒湿所袭，或滞，以臂枕儿，有血虚气虚者。

尺泽（肘掌风挛痹）、太冲（臂内廉痛）、肩井、曲池（臂不仁）、养老（肩折臂痛，不能上下）、温留、阳溪（手痹不举）、神门（臂寒）、大陵、肩髃（臂不仁）、海门、阳谷（肘臂外侧痛）、乳根（臂肿）、天井、关冲(肘臂痛)、下廉(痛)、云门(肩痛不能举臂)。

背痛

脉,洪大沉滑为痰,或太阳气郁不行。

中府(风汗出)、二间、胃俞、昆仑(肩背拘急)、商阳(肩背急引缺盆痛)。

痛风

即痹痛一类,身热为风寒,不热为虚寒,日轻夜重为血虚,兼疼为下湿,遍身骨节痛如虎咬,名白虎历节风。血气风湿痰火。

脉,沉弦者肝肾被湿,少阴浮弱者风血掣急,或涩而急与小。酒后风袭,风寒湿气合而为痹,浮涩而紧,三脉乃备。

采艾编卷之二终。

三卷

茶山叶广祚编著
同社李应兆参订

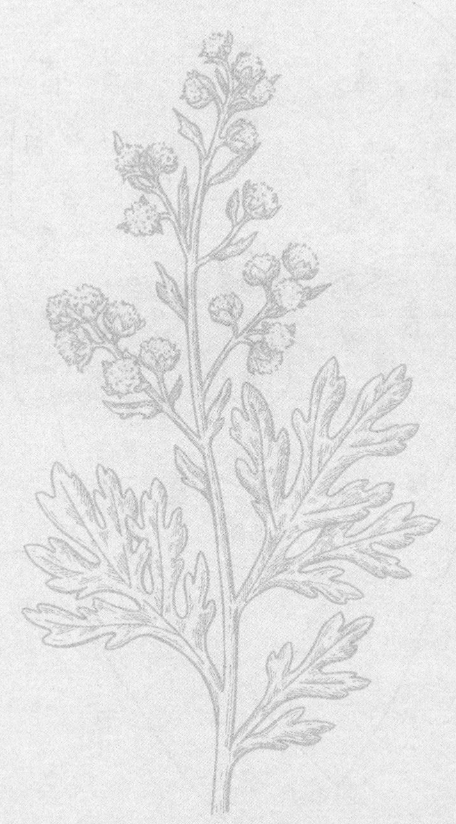

小 儿 科

童子不解言其隐，望其面部五位，手际三关，闻其啼息徐急，问其乳食温凉，切以一指略按三部。胎前原其禀受，月里察其变蒸，襁褓中调其忤失，孱弱年治其风邪。在药饵则千岐万变，用火艾则以约御繁。病之浅者得汗而愈，病之深者直捣中坚。虽云孩赤纯阳，恐其助燥，然调导有方，疏

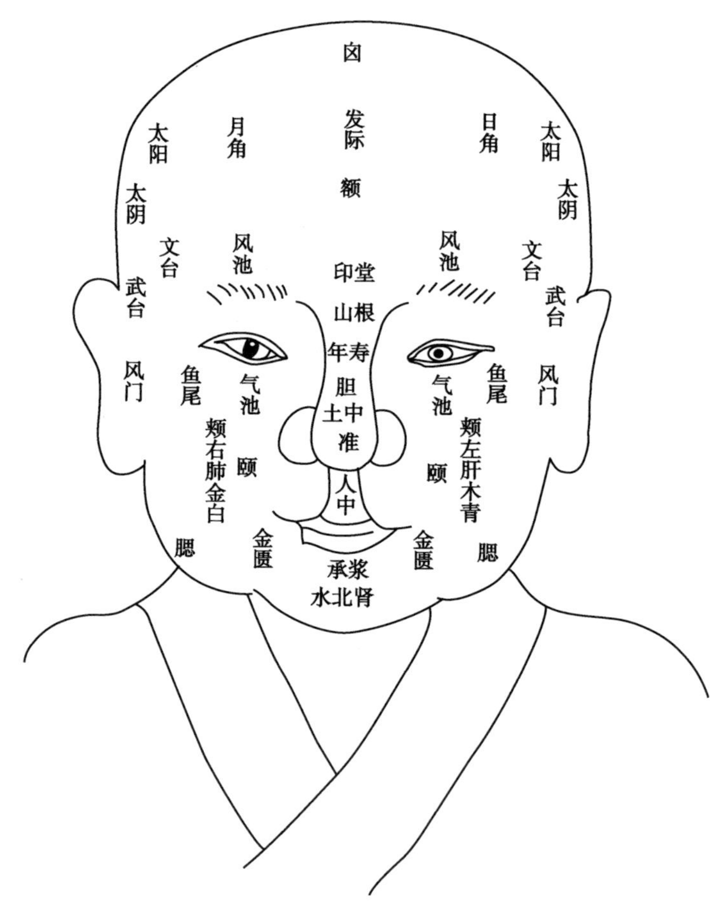

流平垒，设使于汤药强吞苦口不纳，病先行而药后随，童子何知惟利于己，且爱惜皮肤与爱惜脏腑，无以异也，此可与知者道。

父精不足则解颅……睛小多白，母血不足则……。或曰左太阳右为太阴，或曰上为太阳，稍下为太阴。

一二岁为婴，三四岁为幼，五六岁为俏，长七髫八口，九童十详，十一以上看同大人。

初生至周岁以三指印额际，周岁以上看三关虎口，男五岁女六岁看左右手三关脉，以一指上下取之。随时互看以意度之。

薛氏曰四岁以下一指按三关脉，七八岁移按，九岁移按三部，十四五岁以上按与大人同。

胎禀

命禀生初，古慎胎教。为父者身无毒疾，养得坚完，此先天之精气也。奇偶必参：母单年则宜双月，双年则宜单月，此梅花数。节候必协：以历日则宝义，以风气则和暖，此先天之星平也。厚积阴德，泛爱孩童，此先天之培植也。以孝事亲，以礼接物，此先天之教训也。为母者尤为胚胎钟毓，未孕之先，膏粱之家慎食醽酒热药，少食冷物奇果。谨身节欲，调服起居。然而女子善怀，或丈夫翁姑眷属稍有恼怒则牢系于胸，或父母子女伤残当有哀泣，则大伤于心。夜半不眠，日高闷睡，饥不知食，寒不记衣。是以母之过饥过饱，子亦伤其脾胃。母之过喜过怒，子亦伤其肺肝。母之多眠不眠，子亦滞其筋骨。至有怀孕方芽，交姤不歇，胎气既足，交感未休，以致痘疹、疮疥、惊风、软迟之疾皆于胎前受之。此尤不可不谨也。樵渔耕稼之子，商旅工作之夫，犯霜露、涉波涛、奔道路、勤技艺，其父穑身已容生，其母安常而处静，所生之子比高粱之家每为坚壮。而富贵之门不自爱惜，豪右之族不知贬损。天之所佑，人之所修，尚当为子孙计绵盛也。

诞育

为母者将生之时节欲谨身，胎动之日勿轻竭力强努，待其时至自然分娩，而断脐不可冒寒染水。襁褓不可惊吓失调。先去口中恶血，次护脐下余带。乳勿太饱，衣勿太暖。浴必待晴，和抱必慎叫跳。而生母勿多食肥醇以滞恶血，乳母勿多食肥冷以调乳根。数日之内看其上腭唇口，或有小泡，急宜抹破，以京墨朱砂涂之。一月之内看其脐上心口，或有红筋，急宜拦截，以油沾灯心烧之。至于抱勿竖身，喂勿太饱，勿见生客，勿闻高声，勿近鸡犬扑吠，勿犯晓暮星霜。而家中所贮者，母则乌金益母诸丸，儿则镇惊牛黄琥珀诸丸。至苏合丸，宜于大人用之，若小儿服，恐防痘疹不治，而朱砂京墨灯心生姜皆家中所当时有也。至于脐风月惊，不溺不便，所治之方，尤宜早为别察，以免临时错误。至于小有惊搐，又宜镇定。若频付生面之人看诊，以屡易之药灌救，儿欲眠不得息，欲静不肯休，内已安而进以不止之汤药，身已和而加不歇之抱护，汗而不止，饥而不食。幼稚之初不能言其隐，此又在为父母者所当以诚求也。

怀保

父母爱惜太过，暖生热血气为过暖积热于内，热生风暴见风寒则易感而善入也。俗云欲要安，常带三分饥与寒，又云养小儿护风池，每捣摩其脑后，若壮热即以手摩运，使风从汗出即无妨。春夏之月，及天气晴朗，风日和畅，或以日色照其腹背，使肌肉密腠，或坐诸地使筋骨坚纵以迎生长之气。若暴风急雨烈日严霜之候，急宜保护，勿犯寒厉，则可以常安，要之，寒冷之时，头巾不可太厚，衣服不可太多。若过暖滞其火气，且出汗不知回避，又风邪之所乘也。至如饮食，一岁之内，咸酸勿予，肥腻勿多，如牛肉鸡肉及山珍海味，以至煎炒蒸烹椒酱厚味皆宜慎之。盖胃气未实，脏腑尚脆，其禀受强健者，尚宜以淡物平之，凉物和之。但又看其胎元，寒弱者另作调护，此则食料宜暖物，身上宜温衣。至于雷声兽叫，勿惊其耳；神像之威狞者，戏舞之喧闹者，宾客之严厉者，奴婢之衣服湿秽、行止轻躁者，皆宜珍重。使其神思安宁，血脉调畅。或察其梦吟啼、手足跳动，眉目之气色不同，胸腹之食泄互异，为食积，为风惊。早为扶治，勿以悠忽之心失之迟，勿以讳疾之情酿其咎，而有病调治又太忙太畏，所延医家，二三其说，此药方当，别药又进，稚弱之身何以堪此。若乃妄信巫觋吹角啰喧以希神像法力，置儿之症候不问，粥无饵无方。此在大人有疾往往自误。而幼小尤须谨戒也。且夫童稚之年，不胜冽药，不宜寒物者，补泻温凉只在平易得宜，勿药胜于纷。若护以小心，持以定力。若乃前疾方瘳，尤宜凛凛，勿早与以肥汤冷粥生物寒性，勿暴卸衣衫，勿太暖过汗，勿迟出以犯星霜，勿戏浴以侵肌肉。而洗浴之法，水太热则儿不任，及其水既冷而洗之又为水气侵入，风邪盗伤。浴法添以热水，速拭以干洁巾布则无患矣。至而小儿有病，则乳母饮食尤宜即谨。儿病冷则母宜食暖，儿病热则母勿食辛，且床席必须干洁，房室必须亢爽，窗牖光明而启闭得时，衣裳熏晒而收藏有度，火熏勿以热气迫肤，日晒者勿致露雾染毒。而平时饭之伤于热湿，肉之割自毙坏，果实未熟，煎煮非宜，皆当谨节，所当食之物亦勿过多，所穿之衣亦勿过厚，所带之金银环镯尤生盗心，锦绣罗纨每长傲性。此皆为父母者所宜知也。

望而知

凡面及三关以红黄色为正。

五脏	五色	部位	证				五色主病
			惊	积	冷	热	
肝	青	左颊	发际白	食苍青	唇青白	两颐赤	青为惊为积为风搐将发，青而红为肝心病、痰、眼窜
心	红	额	印堂青黑	额角三阳肤肿	太阳目无光，青赤	山根赤，心风甚	为热，甚为紫，又甚为黑，赤而青为风邪瘛疭夜啼
脾	黄	鼻	发际印堂青	唇黄	眉中面黄	太阳白	为疳为食积为癥伤为痞癖，黄而乍白为疳积呕吐虚汗多睡
肺	白	右颊	发际青，山根赤	发际赤	人中、嘴赤，面白	面颐赤	为寒为肺气不实，为滑泄吐利喘息
肾	黑	承浆，察在目睛	耳前风门黄	眼泡沉黯	额紫	食苍赤，腮红	为寒，为肾败，为脏腑欲绝，咬人

洁古补钱氏五脏生克病机，肝病主风，心病主热，脾病主湿，肺病主燥，肾病主寒。若本病而兼他症，查其虚实微贼而补母泻子，或酌时而变通之。肝主风，一切瘛疭、烦闷、风热、呕泻、昏冒、眩晕、惊搐皆肝症。大抵我生者为实邪，生我者为虚邪，我克者为微邪，克我者为贼邪，此五行生克源于《素问》《难经》，而首家医学，补泻子母，未有易于此者也。灸法节宣，尤为直提，悟者得之。

察色部位

囟：前囟软为母血弱，后囟软为父精虚；囟肿及作坑者危，颅解者肾不足。

发际：宽平高朗者贵；毛纹卷斜者狼；低窄者名迟性狭；白为肺惊，赤为肺惊。

额：红为大热，青为肝风，青黑为惊风，紫为肾冷，青赤为心冷，黑掩太阳者凶。

印堂：红为痰热，红白水火惊；青惊，青黄为风痰；印堂至山根红者，心与小肠热尿赤，青黑惊险。

山根：端正丰厚明润者福寿。黄带红白为正色，深黄燥黑为凶，赤在山根心风热盛；青色隐隐者为耳惊；赤为吐泻；山根至鼻柱红者，心口胃口热也，主大便闭小便涩。

年寿：冷为痘疹。

准头：印堂迎准头红为三焦积热，红黄为正色。

人中：深长端正者佳。人中以候小肠，喜尖长恶平满，黑主泻利，为恶症，兼唇缩者难治。

鼻：干者肺燥也，喘者肺邪实也。

唇：完厚红润者吉。鼻为肺窍，唇为脾征，黄为脾冷脾积，黄甚为脾热口臭；红为泻燥为热；白主呕逆吐涎吐血便血；青主血气，脾寒为冷所乘，木来乘脾土也；泻则或带赤色紫，及吐涎者，主虫痛，不吐涎者主心痛，青为急症昏暗危候，唇反为虫咬心。

口：红为平，呵欠为惊叫将作，白为失血，赤为肺热，黄青惊搐；干燥脾热，赤黄为燥热，青黑为恶候，口张唇卷毛枯脉绝，五日危。鱼口气急，啼不作声者，难治。

承浆：欸欸长而五岳不应者，福有脱景。位应肾。青为惊，白为肾虚，黄红为吐利，燥啼而带青色者不妨。

舌：为心苗。心迷为风痰所牵则难言，舌疮为心痹，舌出血为阳毒，舌生刺及裂皆脾热也，舌苔黄舌燥舌肿者，大便每不通利，上焦虚热也。舌黑及舌出口开、啮牙咬人，不治。

牙：咬牙甚者亦防发惊。

《金匮》：唇之两旁口尖上朝者，合相又为食仓，赤为肾热，红者肾有病，青色为食惊为恶候，为烦躁夜啼，黄色为吐逆。

发：阳绝发柔，阴弱发硬，凡发喜匀润忌枯黄。

眉：喜疏匀长而结，忌低稀断乱，以候肝，眉毛频促腹痛多喘，赤为恶候。

风池：眉上也。红，有风痰将发搐。

眼：瞳仁应肾，乌睛应肝，白睛应肺，两眦应心，上下胞应脾，此五轮也。一身之精神在目。瞻视端正，神藏有力者寿，浮露流盼，注视无力，睛小白多，视下昏沉者，非贵品也。热甚则眼朦胧，利疾眉兼促皱，赤及青黄之脉贯瞳仁者，为火入水乡者危。直视不转晴者厄。眼白青色为肝风，黄主有积。青色入四白，肝乘肺也，危证。胞与睛及面黑色俱凶。两眦紧不转为热，目赤而青者必发惊。脾困者睡而闭目。肾不足则羞明，且白睛多而黑睛无神色。凡目赤为心热，红淡为虚热，青为肝热，浅青肝虚，黄为脾虚热，睛无光肾虚，白而混者肺热。

气池：红为伤风，有热入里。

风门：黑则疝，青惊水气寒。

颊脸：黄淡为咽实，青为客忤，红为风热，赤为寒热，赤红为淋。

颐：黄为风寒，鲜红为吐逆啼燥，赤为肺热，惊风为红，黄带青肚有虫。

太阳：青惊；红赤将发搐，青入耳者危，黑掩太阳者凶。

耳：冷为风热，肾窍于耳宜廓完坚厚。耳后红为痘疹，忌薄尖反兜，耳薄如剥过者肾不固。

面：将愈者而黄色有生气。赤为热，白为虚寒，青为惊，黄为疳积，黑为肾败恶候也，紫为脾绝五日危。又白为泻，红紫为伤寒，悸黄为吐泻，面青四肢重九日危。面目虚浮腹胀上喘，面黄甚为病深有积，面红而泻利者危，面青而咳嗽者甚，面赤为外感风寒，面黄为中藏积滞，面向外睡就凉也。

胸：完好者肺安，涧正者度大。龟胸得之胎禀者，其母悲哀嗽疾得之。少年者非肺热则寒嗽。如黄豆色为骨绝者,一日危。

肚:有寒扪其肚也。凡肚脑皮宽厚者,无食伤之患,肚热身冷伤食积。

脐:大而深且肉结者吉,小而凸肉不结团者疾初生,脐风因于水湿不谨将报牵掣也。

背:肚寒热背寒为内伤,背热肚和为外感初入,肚背俱热为内外反,俱冷为寒邪深陷。

腰:腹与腰初生忌红筋,幼稚忌青筋,此为食积痞根,伤肝败脾,宜酌灸。

身:脾困则身热而渴,不思饮食,且睡而闭目,风甚则身强反张,身卧下窜者,肾骨重也。不喜覆被,心火下于肾足也。

五指:手足寒过肘膝者,风邪甚也。手暖而足寒者治之上部,失其根底也,须宜足暖为候,手暖至肘上为吉。若手指脚趾俱寒,而肘膝尚暖者,易治。且五指各应本位,此中扶抑非晓俞穴者不辨。手五指头俱冷者为惊;中指独热为伤寒;中指独冷为痘疹;指甲黑色者,肝绝也,为危候。凡手搐,男左女右为顺。男子以大指包小指,女子以小指包大指,若五指如姜把者不治。

掌:掌心热为内,背热为外。

脚:伤寒双足冷浑身热,足趺肿,身重不禁,睛定为危症。脚热额热是感风,额冷脚热为惊。

察手三关脉色周年至五六岁看此兼摩额:

男以左为主,女以右为主。左应心肝,右应脾肺,又可以互证也。食指一节为风关,易治;二节为气关,可治;三节透为命关,难治。在初关多是红色,传至中关则多赤紫,透命关而青而黑且纹乱而病重,纯黑不治。

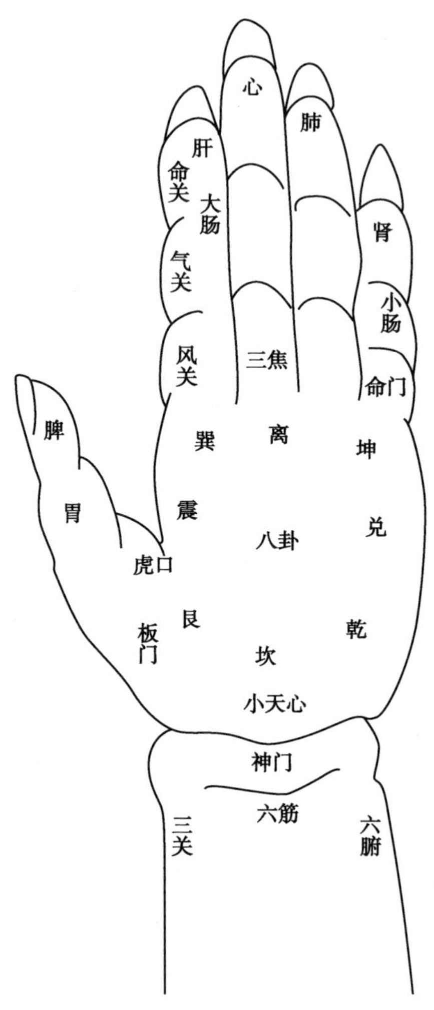

大医院著推拿之法，掌之内位分八卦，五指之间经分五脏，腕后六筋疏为六脉。自坤而兑，左旋为运水入土，右旋为运土入水，推出三关为凉，推上六腑为热，自大肠推上虎口为补，推出为泻。大抵自腕推至指为补，自指推至腕为泻。要之五指于六筋之脉色不可摸捉，而赤凤黄蜂诸作法未为正治。且三关尚有难治之理，须合集中望闻问切，以意

审定，或用药或用火，为稳当也。

虎口三关色：红寒伤食、紫热、青惊、黄白疳、黑恶。

手三关色：红黄为安色，红为风热轻，赤为风热重，紫者惊热，青者惊积，青赤相半惊积风热俱有，淡紫带青主急惊，色有来去淡红寒热，青紫黑相杂主慢惊，三色似出不出在隐现之间主慢脾风。有青四足惊也，有赤色水火飞禽惊也，有红色人惊也，或青而带黄雷惊也，或黄或青或红一线者乳食伤脾也，左右一色者惊积俱有也。白为疳积，黄为脾困，虎口纹乱气不和也。

鱼刺纹：初惊之候。

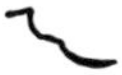

乙字纹：风关肝病主初起，气关为惊风，命关为慢惊。

向外纹：反向外为风，为风疳，为痫，为夹食，心神恍惚，向出大指为外。

向内纹：反向中指为内，属气，为气疳，为感寒作热，头目昏重惊怖，肢稍冷便赤。

小珠纹：一点红，主膈热，三焦不和，吐食泄利，烦躁啼哭。

环珠纹：稍大，脾虚停食胀满，烦渴，发热。

长珠纹：脾伤食积腹痛，寒热不食。

流珠纹：膈热气积食积，霍乱泄利，烦躁啼哭。

来蛇纹：头大向下曰来蛇，在左为肝病，在右为脾胃湿热，中脘不利为疳，干呕脏满。

去蛇纹：头大向上向外曰去蛇，主昏睡、气弱脾虚、冷积、吐泻、烦满不食。

水字纹：风关肺窍嗽惊风，气关疳积喘嗽，命为疳积危症。

曲虫纹：主伤极而劳，至气关疳甚，又云长虫为伤冷。

三叠纹：主伤冷伤硬。

双钩纹：伤冷，凡钩环大都伤于寒冷。

上下钩：伤冷发闷，伤食胀满。

双环纹：风关肝，气关胃，多吐利疳积，命关危。

环脚纹：伤冷物，凡如环，防肾有虫。

枪形纹：主痰疾风搐，忌透上。

双字纹：食毒惊、慢惊，恶候。

湾纹：停食腹痛夜啼，纹乱者痛久，纹曲者风热甚。

粗纹：黑纹透射惊风恶候。

虬纹：心虫动啮。

乱纹：疳极坏症。

鱼刺：此与初起鱼刺纹有别，或在风关交叉，症因积而日深，或透气关支蔓，名虽同而实异也。

鱼刺：风关痰惊，气关热疳，命关肝胆脾，为危候。

射指：透过气关，未射至甲，胸膈肝肺为甚病。

射甲：透过命关斜穿及甲，惊风危候，若直透指顶为甚，青紫黑斜透顶皆难治。

悬针：风关青主水惊泻利，气关风热为丹，命关慢惊恶候。

闻而知

生来声长实亮者佳，大啼啾啾者不妙。

肝：悲哭，呵欠为惊将发。

心：雄多叫，噫为气逆。

脾：慢主重浊，为疳积。

肺：促，喘嗽。

肾：沉。

胆：清，重浊为风，声清颤嗄为风痫，连声多泪为惊，但啼无泪为惊。

小肠：短，语短气危尿涩，惊燥恐怖为生风，直声往来无泪为痛，急为神惊，多啼不哭为痛，嗞煎烦躁为不安难愈，高喊为狂。

胃：速，重实声雄为心脾，伤风咳嗽，咽喉结混，迟缓声频，为吐泻，并肠鸣泻泄，重浊声沉为痞，攻上病肾虚耳聋，长迟声细者利。

大肠：长。燥速为感寒，嗄声不响，风热填肺，喘而气促。喷嚏伤风惊恐，寒为痰。

膀胱：微。啼哭声沉不响为重症，声战为寒。

啼：下夜曲腰而啼者虚寒也；黄昏啼者客忤中恶也；饮乳而啼者口舌有疮泡也；月内多啼胎热，得散为吉征。

问而知

童子不能言其意，询之父母。父母或讳言娇养之失，提抱之疏，喜怒之偏，又在访之旁人。冬夏异时，则过温过凉可度也；贫富异用，则过饱过暖可推也。且乳母之饮食寒热皆子受之，孕育之喜怒劳逸皆胎禀之，交媾之虚实强弱皆妊禀之，居处之明暗亢湿皆身染之。六气异感，五味异宜，七情异调，四方异土，病之新久异候，体之传染异时，药饵之先后异用，调摄之得之异情。参之天时，准诸地气，征之人事，攻和有策，平调有渐，内外有因，主辅有节，缓急有方，合之大人科问辨诸法，神而明之，进乎技矣。

且如一日之十二时，何时发动，问其出于何经；一人之食五味何物最多，问而知其伤于何脏。

肾：热不恶寒者心乘肾也，不肯覆被者心火下行也，卧下窜者肾骨重也，热不恶寒心乘肾也，拘急喘而身寒肝乘肾也。喘嗽复寒肺乘肾也，重泄身寒脾乘肾也。

肺：鼻干者肺热也。胸满短气喘嗽者肺热而感风寒也。

虚则少气，实则喘。皮寒而喘嗽者肾乘肺也，体重而痰嗽吐泻者脾乘肺也。热而喘嗽心乘肺也，憎寒而嗽清利者肾乘肺也，恶风而嗽者而肝乘肺也。

肝：咬牙甚者肝气将发也，卧熟而指如数物者兼以摸衣为肝主谋算也。呵欠微搐者心乘肝邪也，自强反张者肝风甚也，气热为外伤风，气湿为内伤风也，多睡者脾乘肝也。

心：惊搐难言舌为心苗也。合面卧就凉也，多惊心虚也，喘壮热肺乘心也，四肢热脾乘心也，恐怖恶寒肾乘心也。

脾：困睡不食者脾困也，睡而闭目者脾倦也，饮水者脾热也，壮热身重而泻者心乘脾也，能食而呕嗽者肺乘脾也，风泻而呕者肝乘脾也，恶寒而泻者肾乘脾也，睡而露睛者脾虚而胞不能运行也，肚大脚小脾困而成疳也。凡食伤胃则呕吐，伤脾则泄泻也。

切而知

以三部消息之，知其在上中下有病。

一岁至二岁以一指按三关，三岁至六七岁一指稍移前后，九岁至十三岁一指移按三部，十四岁以后同大人诊法。

六至为平，加为热，减为寒。五至为寒，四至为损，三至二至为脱；脉七八至为热，九十至为病，十一十二至为危病。脉道寸口入鱼际主遗尿惊搐变蒸之脉，伏迟寒呕而不潮热。

左主外风寒暑湿，右主内乳食痰积。

前大后小为顺，前小后大为逆。大小不匀为邪祟。浮数身温顺，沉细身冷逆。

疳劳：紧数脏实甚顺，沉细脾泄逆。

吐而身温脉浮大顺，吐而身冷脉沉细逆。

夜啼：身温脉微小顺，身冷脉洪大逆。

虫痛而脉紧滑身温顺，浮大唇青逆。

阳：浮，风；数，热。

浮数，风盛；洪细，虫啮；洪大，身冷夜啼者逆；洪紧，为伤寒；洪数，无汗为伤寒；洪，而喘腹痛不休；洪，热盛为烦满；浮缓，有汗为伤风；浮大，虫痛忌唇青；浮大，吐身温者吉；浮洪，风盛胃口热；浮，主乎风；数，主乎热，多惊；牢实，大便闭；实，主有热。

紧数，惊风反掣；紧数，疳劳脏实顺；紧，主癫痫；数而促，虚惊；紧盛，在寸口为伤食；紧盛，在人迎为伤寒；紧促，痘疹；紧结，腹痛；紧实，风痫痰癖；紧滑，身温而虫症惊；弦急，气不和虚惊；弦紧，腹痛；弦长，膈肝有风；弦紧，喉间气急；弦，风痫客忤。

阴：沉，积；迟，冷。

沉紧，腹痛有风；沉细，呕吐身冷为逆；沉细，疳劳而脾泄为逆；沉细，腹痛食积；沉实，主积；沉缓，乳不化虚而弱；沉，主积，为乳不化；沉虚濡，慢惊候；沉迟细，有积；沉数，骨中寒热；沉，虚冷。

迟，主寒冷；微迟，有积有虫；迟涩，胸不和；软细，疳虫；单细，疳劳；伏促，有物聚滞；滑，湿伤胸不和；虚，主冷；虚软，慢惊疳虫；虚濡，气不和兼惊搐；芤，大小便血。

急惊

古名阳痫。热生痰生风，风成惊，惊成痫，此心火肝风相搏而发速，外邪有余之症也。不治则转为慢惊，又甚为慢风脾风。

牙关紧急，壮热涎潮，四肢掣跳浑身热，大便闭小便赤涩，眼赤唇红，口热牙闭，目翻头动，窜视反张，眉唇口牵引。

由内有积热，外感风邪，平日生冷伤胃，肺有痰裹，心包邪气实，遇感即发，脉浮洪数紧。

治先治气，次清心，截去肝风定搐，降心火扶肾水，若痰热既除，急宜调养脾胃之气，所谓先解其表也。三症之中退热化痰则风自止。

火攻之法，清心治气，祛风养胃补肾，一时俱到，求之本经，而补泻凉咸，有如用凉药清下。补泻扶抑，一例井荥俞合，以所出所行为补泻；金木水火，以阳腑阴脏为补泻。直截要妙，在不知者，以为幼稚，火盛不宜火攻，殊不知火中有水，此造化之自然。其有宜用凉药不宜加火者，亦十之二三。而用火者多少攻治有标本，非拘于成例也。一切惊痫吐泻寒热诸杂病，仿此未可。谓一囊之艾不足以应千变之求也。

难治症：睛翻，口出血，神缓，神昏，气促不下，不暖，足摆跳，肚搐动，心中热痛忽大叫鸦声，摸体寻衣。

灸法：神庭（一切昏迷牵掣）、合谷、神门（迷）、尺泽、列缺、腕骨（疲）、二间（㖞）、支正（狂言）、大敦、太冲（吐逆）、地仓（㖞左灸右，㖞右灸左）、颅息（耳后青筋）、瘈脉（耳后鸡足，一切风痫治之）。风池、间使、内庭（㖞噤）、涌泉、然谷（脐风）、足三里（坠下收功）。

又穴：百会、前顶、人中、中冲、小海（吐下）、冲阳（㖞）、神阙、梁丘（㖞）、印堂（腹角）、偏历（风汗不止）、曲池、阳陵泉、环跳、肩井、颊车、听会（俱治㖞斜）。

又穴：大敦、三里、内庭、譩譆、幽门（出声）、涌泉、百会、关元、太冲、上星、支沟（噤）、跗阳（痰）、昆仑（噤）、大巨（㖞）、天枢（三行诸穴）、气海、梁丘（㖞）、中脘、脾俞、胃俞。

治慢惊慢脾多同用，但加胃经火及醒脾去痰扶元诸壮耳，是以慢惊及慢脾不复立灸法，但详证候。惟痫症加以别壮，亦在参集内别法申之也。

慢惊

古名阴痫。中气虚损，脾虚生风，此为无阴之症，有半阴半阳者，有近于急惊者，有近于慢脾痫症者。惊三发则为痫，在异同之间耳。

凡惊病由热生痰，痰生风，风成惊，惊成搐，屡惊为痫。治之之法，治风先于治惊，惊先于豁痰，治痰先于解热。肝主风，心主热，脾主痰。久为惊积，由内有痰积也。有外感风而内伤食，为夹风惊夹食惊，则牙关不紧，口无涎痰。

候：目上散缓，口角流涎，目慢神昏或斜转，睛露昏睡，四肢逆冷，目正视，手足瘛疭，乍静乍发，筋脉拘挛，大小便清白。

脉：沉迟散缓。

因：饮食伤脾，吐泻日久，中气虚损，至发搐无时又不止息。盖脾虚则生风，为肝克也。风盛则惊急，所谓天吊惊也。本不当热而热者，虚使然也。风为肝克也，故难治。

难治候：发直摇头，口生白疮，手足一边牵引，胃痛两胁动气，眼睛不转，喘急嗌塞，面暗神昏，四肢厥冷，大小便不禁，头软涎鸣，吐泻咳嗽，凡五指撮叠如姜把者难治。

治法宜合中补脾，看其因寒得之或因吐泻得之。以生胃补脾醒心为主。如大敦、气海、神门、脾俞、胃俞诸穴，在急惊中参用。仰视为天吊，反张为痉痓。

慢脾惊

由慢惊传次而至，慢惊而后吐泻、积弱，病传已剧，总归之虚惟所受，故曰慢脾。又有马脾风，其症肺胀胸骱。

候：眼合不开，困睡摇头，咬人，类吐，口噤咬牙舌短或吐舌，面青，手足微搐而不收，肢冷，身冷如水，声小，频呕腥臭，额汗，头低，扑地作声吐沫则为痫。治主生胃回阳，或有尚慢惊之候者。

难治症，身冷粘直，卧如尸，头软背直，痰如曳锯，口噤头摇，唇缩气粗。

痫症（与大人参治）

惊屡发为痫，痫者间发也，痫之义为忘言迷失也。其身柔软异于痉痓之挺硬。五脏所受，各有其因，各别其候。凡耳高骨有青纹如乱线者，宜剔破出血可以预防。但发则扑地作声，醒时吐沫，急慢惊则不作声不吐沫，血不和气不和顺，为风邪所触。稍时醒为痫，终日不醒为痓。

风，风邪因热生痰。惊，骇积惊。有食痫，因食积停乳。阳即急惊。阴即慢惊。

五脏：心，面赤，目瞠，吐舌，心烦，惊悸；肝，面青，上窜，手足拘挛反折；脾，面黄，直视，腹痛自利；肺，面白，反视，惊掣，吐沫潮涎；肾，面黑晦，振目视人，口吐清水，如尸不动。

治法：清心豁痰。

惊痫发于十二时，各应其候，以知五脏所生。

寅卯辰属木：肝，目上视，体壮热，项颈强急，口生热涎，或饮冷作渴血气也，手足摇。

巳午未属火：心，目上视，白睛赤，牙关紧急，涎生，手足动摇。

申酉戌属金：肺，斜视，身大热，露睛，手足冷不甚搐，大便淡黄。

亥子丑属水：肾，睛斜视，喉有痰，乳食不化，身热，卧不安，或睡不醒，属脾。

《千金》叙六痫无五畜五脏之分。如马痫症或有无所属，特强名耳，不必分伍。

马：午，心。摇头反张嘶鸣。仆参二穴、历兑、百会、大椎、天中、命门、神庭、肾俞。

羊：未，脾。目瞠舌叫，忘也。吐舌羊鸣，第九节椎下节间、大椎、尺泽、百会。

鸡：酉，肺。惊跳反折肺也，搐自摇，大陵、神门、足太阳。

猪：亥，肾。吐沫猪叫肾也。巨阙。

牛：丑，胃。湿土应肺，肺主气，主直视、腹胀。鸠尾、大椎。

犬：戊，肝。反折上叫。鸠尾、劳宫。

食痫：中庭。风痫：率谷。惊痫：承浆、人中。

总穴：神庭、鸠尾、神门、仆参、九椎、大柱、照海、少商、少冲、前顶、天井、少海、长强。

附：

凡风木属肝而惊痫由于心火，故诸凡热症皆本于此。兹先录心症于惊之后，为诸热证作张本。

心：实热则仰面而卧，心虚则合面而卧。凡睡而下窜者肾虚，而心火下行于肾，其骨下坠，是以下窜，乃防惊之候也。心为各脏所乘，其症如下。

肝乘则摇头搭目，抽搐身热，肝主筋肝主目也。

脾乘则合眼昏睡，身热，脾为困，眼胞居脾。

肺乘则喘嗽面赤壮热，喘属肺，火克之，故壮热。

肾乘则窜视惊怖咬牙足热。肾为目睛，牙为肾苗。足心为肾所生也。

薛氏曰小儿之热有五脏之因，风湿痰食之征，虚实温壮之异，表里血气阴阳浮陷之别。各当详之。早时发热夜则凉，此血热也，与大人阴虚不同，夜热有宿食也。

变蒸变易也。蒸于肝则目眩微赤，蒸于肺则咳嗽。

热病

《准绳》一书，《幼科》加详所载，若薛氏有言，小儿之热，五脏不同，虚实温壮不一，表里血气阴阳浮陷及风湿痰食不齐，早夜绵潮不等，皆当明辨，今《采艾编》分类而互详之。

《内经》曰："邪之所凑，其气必虚。"人之伤于寒也，则为热病。其外感者，先太阳次阳明[18]，与大人伤寒传变及两感者参同。至于《幼科》，则内伤而引外感，有夹食夹惊之同。而伤风有汗、伤寒无汗，其大较也。《经》又曰，诸寒之而热者，取诸寒。王太阴注曰责其无水，此义壮幼一理。至于左肝右肺，面部于幼稚可以察识。先列五脏次列诸症。

肝：左颊赤，多怒，多惊，肢困，转筋，寻衣，便难，凡风热有汗，及惊风热属肝与心，寅卯时为甚。

心：额赤，心烦，心痛，合眼咬牙，甚则抽搐，饮水，壮热，掌热而哕，凡口干皆心，凡惊风及惊属心与肝。壮热为心，巳午时甚。

脾：鼻赤面黄，倦怠好卧，身热饮水，凡热而体重者皆脾湿也，凡温热湿热痰热，热而头痛为湿热，食热身温而口气热，日轻夜重，热属之脾，四肢及潮热疳热，面黄鼻烂吃土，为脾胃，将发搐乃四肢热及潮热。

肺：右颊赤，手掐眉目，喘嗽，寒热饮水，胸痞，恶风自汗，凡痰热属肺，兼脾疾则嗽也，申酉时甚。

肾：颌下生赤，又宜察瞳仁为准，肾之神属于睛也。两足热不能起，骨疝也。阴囊肿赤灼痛。凡虚热属肾，骨蒸热即与疳热同症。其入深虽云食积痰湿，荣卫皆虚，而蒸及骨，火侵肾也。

诸症

外感：身热不歇，鼻塞声重者为外感。有汗为感风，无

18 此处原文为"先太阴次阳明"，结合疾病传变规律，应为"先太阳次阳明"，故予修改。

汗为感寒，有惊风热，面惨凌振，发搐悸痫，鼻流清涕，恍惚颠叫，十指稍冷，口热呵欠。

内伤：有歇或潮热或疟热，夹食夹惊，一切食积痰积疳积，惊积痘疹变蒸皆内之类也。

实热，面赤气促口干，唇肿作渴，饮水，壮热饮水以为内火消烁，乃里实壮热，不恶风寒，邪气实也。抛衣露体，烦躁暴叫，裸体而卧，睡不露睛，手足指热，宜表下。

虚热，面青白，口中虚冷，嘘气轻弱，屈体而卧，喜热恶寒，心虚冷，上盛下泄多尿，壮热饮渴以为津液乃里虚也，壮热恶风元气虚也。血虚则渴而烦躁，气虚则不食自汗。睡而露睛，手足指热，宜调补。

阳盛为热，阳盛则外热，阴盛则乍热。病后阳虚生寒，阳虚则内寒，虚之言不足也，为邪盛。阴盛为寒，阴盛则内热，阴盛则乍寒。病后阴虚生热，阴虚则内热，火无所制故热生。寒热往来，阴阳迭更也。亦有食积痰积为梗者，间日热者，阴阳乍离也。内外皆热，此为阳盛阴虚，多喘渴烦冤，腹满肢热不畏风。先寒后热，阳先为阴并也。先热后寒，阴先并于阳也。寒多热少，阴胜阳也。热多寒少，阳胜阴也。

瘅热，脉弦而不恶寒，俗名单烧热，脉浮数而恶寒者温病也，昼静夜热为血热。

变蒸热，耳鼻冷，上唇上腭有泡，呕乳，温温微热气和，有兼外感，重则壮热烦躁，或吐或泻。治之微表微利，不治五日七日自愈。

疳热，面黄，鼻下赤烂，爱吃泥土。

痘疹热，鼻尖冷，耳冷，耳后青筋有色，中指独冷，足冷呵欠，身壮热，腹或痛自利，或作惊。

诸热脉，尺寸俱满为重实，尺寸俱弱为重虚。洪大滑缓，数为实热，反此为虚。寸口微为阳不足，阳上入阳中为阳不足，则恶寒。尺弱为阴不足，乃阳下陷阴中，为阴不足则发热。阴阳不归其分则寒热交争。

治热之法，外感责之三阳，攻之解散。若入之已深，则兼清其内也。至虚积各候，补气回阳，如任脉以扶三焦，肾经以滋肾水，脾胃以益中气，肝肺以荡风邪。其穴道各有标本也。手足三阳表症酌其早暮烧灸，酌其浅深不拘一辙，略汇其法于下。

热病烦心：阳溪、少冲、通里、大都、太白、期门、曲泉。

手足烦热：窍阴、章门、神门、大陵、涌泉。

烦渴：尺泽、曲泽、偏历。

热汗不出：风池、偏历、上星、悬颅、膈俞、上脘、合谷、前谷、胆俞、大杼。

汗不止：复溜、少海、光明、支沟、大陵、窍阴、太溪、下廉、陷谷、少泽、京门。

身热：曲差、脑空、肾俞、命门、腕骨。

乍寒：少冲、神门、少泽。

乍热：内庭、涌泉。

不安卧：膺窗。

骨蒸：肺俞、涌泉、气海、肾俞、膏肓。

痰热：脾俞。

湿热：膈俞、上廉。

各症

胎热，成惊热丹毒诸症，俱母所孕。

胎寒，成内钓盘肠绞痛，面青肢冷。

胎变，脾胃不足。

胎肥，禀胃有余。

肾缩，受寒宜温足涌泉。

皮脆，肺主皮毛，胃肌肉禀土气不足也。初生下皮不坚，征如牛项状。

悬痈，刺破之，生在咽间，与大人单鹅相似。

不二便，孔闭者刺导，热秘者疏通。

丹黄红，大暖热也。

鹅口，白屑满口脾热也。

重舌木舌，黑根有附曰重，硬挺曰木舌，伸出曰弄，皆心脾热盛也。

撮口，胎热毒入心脾，又有脾肺虚者，刺口内小疮，又看胎虚脐风寒冷。

口沫，口出沫而肢冷者，难治。

噤口，风邪热毒在于心脾，里郁及惊风不一。

脐风，为湿水冷风寒气所侵，断时不谨，抱持不慎，心脾受病致成啼搐，或有热者，亦令脐肿，宜看青红筋烧截之。勿令上侵心口，以艾灸脐，亦得用火灸脐带，为预防也。

胎风，生下受惊痫之状，孕前所受，一如急惊之状，但眼合，与慢惊相似。眉间红润者生，宜调护，治用画黄画眉者，以土镇木故也。

胎惊夜啼，上夜啼多痰热，下夜啼曲腰感寒，甚则内钓掣肢，皆胎所禀。

客忤中恶，则黄昏啼，若口舌有疮，则饮乳乃啼。

客忤，宜镇心，或有肝脾冷而啼者，则以火攻之。

天钓，心肺热而感外邪，目直身强如鱼受钓仰系之状。

内钓，胎中风气结惊，眼红反张，偃啼而吐泻，宜温中祛邪，散气活血。

疝气，有因父母胎热滞火者，胎冷湿滞者，有因啼而冷气侵入小肠以致外肾肿，或偏坠，或疝，宜清肾清肝。

囟陷，脏腑虚弱而热，肾气及膀胱下陷也。扶二经。

囟肿，脾热冲于督及膀胱也。泻脾降膀胱之火，补肾以济之。

解颅，肾主骨主髓，胎气不足，以火补之，求之肾俞、然谷及通天、脑空穴。

龟胸，胎禀热毒或生后外感热气，火灸肺举则为龟胸，宜降火，求之肺俞、心井、胸上下、肾、胃部。

龟背，禀寒而水溢肺浮状，为水，宜求足肾背俞。

丹毒，火宜上行，用烧灸引之至头项，忌截，下入腹即危。

五软，头软督脉不足，求之大椎等穴。脚软行迟，骨不足，求之肾穴。口软语迟，求之心与肾。齿迟，求之肾。发迟求之肝、三焦穴。手软无力，筋不足，求之肝。

积为黄疸，分气、食、痰、乳各症：厉兑、复溜、三里、下廉、食窦、脾俞、不容、章门、内关、大包。

癖生潮热痛胀黄羸：厉兑、内庭、大包、章门、脾俞、梁门、丘虚。

腹胀，痞积湿：次髎、通谷、外陵、上廉、悬钟、厉兑、冲门、中脘。

心痛，胃寒胃热：玉堂、大包、章门、三里、膈俞、幽门。

腹痛，看冷热：胃俞、太白、承满、上廉、三里、阴交。

利，看久近，察冷热虚实：关门、天枢、太白、脾俞。

呕吐，属胃：承满、神门、强间、肝俞。

喘，肺逆夹风冷，或有痰热：华盖、承满、曲泉、幽门、肺俞。

尿白，白如泔，脾有积，久成疳，亦兼心膈伏热：大陵、肾俞、复溜。

淋涩，心惊气下行，童年有此：神门、太冲、关门。

汗多，胃怯出汗，心虚盗汗，三阳额汗：复溜、少泽、通里。

附:痘疹

下痘毒用灸,而肾虚下陷宜补气血不足,皆有灸理。上古未有痘疹之病,是以《素问》不载治法。而后人著书于痘疹,究明初起结落之候,有益元清火诸方,本此义而求之,可以通于灸术。且如痘惊而惧灸者,十之二三,未尝因火攻至坏,止服苏合丸,则血焦火郁,难于回生。至麻疹用灯火烧之,以拔其热气。高雷之地,有专精于此而屡效者,皆不悖于理也。

痘从内达外,起五脏,而结痂沉落于皮肤之外。麻疹从外入内,起六腑,其草壳消泻于肠胃。此痘麻之分也。疹或夹麻而出,或夹痘而出,痘亦夹麻而出,麻临末犹加甚于痘。

疳症

《内经》曰数食肥令人内热,数食甘令人中满。幼小胃气未全,姑息伤食积滞。面黄青筋,虫痛泄痢,此疳也。肚大,寒热饮食喜怒致此。又久吐泻,以致渴汗热嗽而成。亡津液皆脾伤所作。

肝疳,即风疳、筋疳。眼膜发焦,毛稀身热,左腮青筋,利,脑热。

心疳,即惊疳。颊赤身热,口疮鼻干,下血盗汗,五心热,咬牙饮冷。

脾疳,即肥疳、食疳。面黄肚大,食土,腹青筋胀满,骨立,目慢,日凉夜热,兼诸疳症。

肺疳,即气疳。口鼻疮,嗽,毛焦多涕,咽不利,壮热唇赤,气胀频利不爽,右腮白。

肾疳,即急疳、滑疳。瘦极,疥癞,齿爪黑,口干,脑热,脚冷，吐逆，泻痢脱肛，耳疮，脚小，头热，牙烂。

总名疳，又析为肥疳、蛔疳、脊疳、脑疳、干疳、渴疳、泻疳、痢疳、肿疳、痨疳、无辜疳、丁奚疳、哺露疳。

蛔者食伤化为虫，各样出头项背腹间，黄白赤可治。凡虫堆黑与青难治。此蛔虫之疳必是腹痛肚肠青筋等候。

脊者骨露十指疮。脑者胎热头光肿热，发变多汗囟高。干者舌干，少泪多啼，五脏皆干；渴者，亡津而引饮；泻者，唇白青筋，忌热药。痢者兼风寒水湿。肿者脾湿。痨者潮热，五心热，骨蒸枯悴，肚硬如石不治。

丁奚疳，身小骨高，肉削腹大，脐突胸陷，寒热颇分，即哺露兼症。

无辜疳者，脑后项边有核，此中有虫，宜破灸之，或鸱毛染衣而成。

五候不治：脚及指不知痛，手足亸战无力，病后遍身不暖，泻青涎及流珠，项筋衰展无力。

五疳不治：脾，肚大唇无色，人中满，久痢骨露；肝，目青筋，左胁硬吐沫，额有黑气；心，惊啼饮水，耳边有脉压面；肺，咳逆气促，泻白，身生粟色黑；肾，饮水无度，便如乳，牙齿青黑，脑干肩疏骨枯。

庄氏有二十四候，从五疳分别之。

穴法：囟会、鸠尾、胃俞、合谷（并治疳眼）、劳宫（口疮臭蚀）、尾骨上三寸陷中（黄氏疗疳用此，并一切瘦痢，灸三壮，日中抵之，当有虫出）。

妇 女 科

女人之病，多同于男子。所异者，以下数种耳。百病俱从男子症参治。要识女多郁多怒之由，而审治之，必须清心火，理脾胃，养气血，去温热，补下元。妇科月事隐曲，无事不必诊视。而求嗣之法，又所迂而不信灸科，虽皆有治法，而于诸方辨脉察候，可以不琐琐，汇次也。医书所录，如取关元不治妊，及按肩井易产。又产后患鸡爪风，灸两膝、鬼眼四穴，又乳根，灸三里。

脉，右脉大而尺部盛，此其常也。若不匀，或肝脉沉急尺微涩，或浮或滑，皆闭经之候也。《经》曰寸关如故，尺脉不至者，月水不利。小腹引腰痛，上攻胸臆，肾微迟，微无精，迟中寒，滑数阴中生疮，数气淋中疮，长阴核，浮动痛带下。男右尺旺火动好色，右尺旺阴虚非福，沉滑匀，易生息。微涩迟濡不力，即女人尺涩亦难。

治法曰外感由于内伤，因喜结怒郁则气逆，而血随逆滞于各部。各病因之上为晕吐，中为胀满，下为淋漏，为七癥八瘕，为劳伤。经行有血块积结，为癥为瘕也。妊中月足而血结，名为儿枕。先期出者，只热也，或因脾虚，或因食滞，过期不至者，血虚寒也。将来作痛，血实气滞也。经行心腹腰痛，瘀血也。过期来紫块，气郁血热也。过期色淡痰多也。过期作痛，血虚有热也。来多不止成血崩，经行后作痛，气血虚也。经久不止肿满者，脾经血虚也。久断发肿，脾经入瘀也。久断腹满块痞，血结癥瘕也。妄行口鼻出血，火上炎也。经行痹痛，周身寒热，感冒也。不调淋带肌瘦，血气俱虚也。

月事不利：气冲、临泣、血海（一切妇女治之，并可代三阴交）、水泉、阴交。

月事不调：中髎、中极、气海、带脉、肾俞、三阴交、照海、阴谷。

月事不通：气海、三阴交。

经断下冷：关元、中极、会阴。

月事不时血块肿痛：天枢。

来多不止：通里、行间、隐白、太白、三阴交。

行经牵痛：阴交、内庭、合谷。

月事不来面黄干呕不孕：曲池、足三里、三阴交、血海、水道、支沟。

血积败痛：肝俞、肾俞、膈俞、三阴交。

恶血痕痛：石关（腹中绞痛）。

室女月水不调脐腹痛：天枢、气海、三阴交。

室淋涩不断腰腹痛：肾俞、关元、三阴交。

崩漏（新久虚实宜辨）

阴阳搏五十以后，年尚少，肺上急来曰崩，流而不止曰漏。初起实热宜解毒，久虚热宜养血清火，久虚寒宜温补。

脉，多浮动洪数而疾，漏下赤白。虚迟者生，实数者危。小虚涩生，大紧急危。

大敦、太冲、隐白、三阴交、血海、交信、阴谷、然谷、中极。

崩中：气海、中都、合阳。

寒热满腹痛及崩中：阴交、关元、小肠俞、中极。

崩绝不常：丰隆、石门、中脘、气海、天枢。

带下（或七情伤胞络或产，阴下，或房劳为红白，或久虚青黄黑）

荣卫滞气，赤属荣，白属卫，气血虚，虚寒，湿痰，湿热，变为骨蒸为劳。脉，浮为阳鸣，数为阴痛，紧则阳痛，弦为掣痛，小而虚滑者生，大紧实数者危。

赤带白浊：大赫。

小便淋血痛肿：然谷、涌泉、阴交、关元、气海、太溪。

赤白不食：曲骨。

血脏积冷：归来、阴交、关元、肓俞 气海。

赤漏下：天枢、次髎。

赤淫经少：中髎、百会、肾俞。

血瘕按之汤沸，月内股小腹肿挺出：曲泉、地机。

淋涩挺出：上髎、照海。

血瘕聚股脚无力：胃俞、膀胱俞。

下苍汁不禁：下髎。

脐下结血成块不得溺：关元。

吐逆善血：幽门。

阴肿痛月不通难乳：气冲。

阴疮：膀胱俞。

淫痒：下髎。

失精寒热精血相竞：肾俞、风门、中极、气海、阴交。

疝气脐下阴肿：中庭、曲泉、阴挺、复溜、太冲、照海、三里、气海、阴交、大敦。

气血劳倦，五心烦热，肢节痛，目昏：百会、阳陵、临泣、太冲、尺泽、合谷、巨门、膻中、水分、关元、气海、三里。

女人血气虚水气不血：行间(治血)、公孙(治气)、内庭、支沟、三阴交。

烦喘，乳痈，膺瘿痢结痰并阴疮：关元俞、膀胱俞、太溪。

脊急，四肢不举：支沟、曲池、中封、太冲、至阴、膈俞、脾俞、三焦俞。

遗精：中极、膏肓、心俞、然谷、肾俞、关元。

大便不通：三阴交、太溪。

求嗣(调经理脾)

肥盛者，或痰盛户寒，或脂封经闭，或七情内伤，或崩漏未平。瘦弱者，或疲怯血衰，或夙血块积，或子宫虚冷，或子宫太热。

关元、上髎、商丘、然谷、阴廉（平脐下三寸下八分）、冲门、石关（阴疝难乳，气上攻）、气门（在关元旁各三寸）、子宫（在中极旁各三寸）、中极 神阙、阴交、涌泉（一切疝气及有月事不调）。

疝绝子：筑宾、商丘、阴交。

男子求子：神阙。

结胎初孕

女子不孕者，气血俱虚也。肥多脂痰塞于心也，宜消痰。壮盛经闭者，血实气滞。半虚实闭者，攻满兼施。瘦多干燥，衰无血也，宜消热。虚弱经闭者，血脉枯竭。经闭积块者，养血破积。

脉，尺沉滑匀易生子，微涩迟濡无力。一月肝，二月胆，三月心胞，四月小肠，五月脾胃，六月肺，七月大肠，八九月肾经，足十月是膀胱。

有孕临产

子烦者，神闷乱。子痫者口噤，子气者两足肿，子悬者胃痛胀，子肿者面目浮，子淋者尿频也，恶阻者恶心少食，转胞者不尿也。

脉，浮大难育，沉细易生。

孕禁灸：巨阙、幽门、行间、三阴交。

小产：肩井、阴交（产恶不止）。

胎动刺痛：关元、间使。

新产之脉，宜实浮缓，忌小急疾。左尺大为男，右尺大为女。寸口急危，沉细生。

新乳之脉，沉小滑生，实大急危。左乳核为男，右乳核为女。

乳病

气血盛则壅，虚则枯。胃经热结乳头，为阴所属，食厚味怒伤，有儿口热吹成。或为乳痈，或为乳岩，坚实久蓄乃发。

乳汁少：膻中。

乳痛痹膺，咳逆上气：天溪。

乳痈：神封、膺窗。

乳痂痛不得乳：筑宾、梁丘。

乳根结痈痛甚：临泣、下廉、三里、侠溪、鱼际、委中、少泽。

乳痂痛冲心：带脉、涌泉、太溪、大敦。

乳红肿：少泽、大陵、膻中。

吹乳：中府、膻中、少泽、大敦。

乳妬：乳根、少泽、膻中。

血涩：少泽、大陵、膻中。

新产之病

恶血，肢冷，伤食，发热，感冒，胀满，头痛，脐痛，血晕，口淡，中风，蒸乳，背挛，子宫，不闭，不收。

恶血不止绕脐痛：阴交、气海、中极、四满、中都、关元、间使、石门。

难产：三阴交、巨阙、合谷、至阴、气海。

横生：右足小指尖，至阴。

横生死胎：合谷、三阴交。

胎衣不下：中极、肩井、公孙、照海、内关、昆仑、三阴交，又《标幽赋》。

产后之脉，宜虚缓滑沉细者生，忌实大弦急疾者危。产前灸乳根灸腹，产后灸取背穴灸背肩井。

子死母腹：灸右足小指外侧，至阴。

子刺母心：涌泉、太冲。

产后血晕：支沟、三里、三阴交、阳别、神门。

不识人：内关、关元、三阴交、阳别、神门。

产后诸病：期门。

产后厥逆：肩井。

产后脐腹痛恶露不已：水分、关元、膏肓、三阴交。

疝瘕，脉，弦急生，虚弱死。男七疝，厥、盘、寒、癥、跗、脉、气。

女人八瘕，蛇、脂、青、黄、躁、血、狐、盘。

虚劳，脉。数大，细弦急。热嗽有汗，寒嗽无汗。肝脾血虚夜热。

外　　科

凡疮痈，手按热则有脓，不热则无脓。重按乃痛者深，轻按则痛者浅。按不甚痛未成脓也，按之即复有脓也，不复非脓乃水也。脓出反痛者，虚甚也。深而不知痛者，肉死胃火虚也。凡凸肿者为痈，痈者壅也，为实为阳；凹者为疽，疽者沮也，为虚为阴。要法用蒜片贴疮头上灸之，初起可散，将成可轻。如瓜菜之初生，以火煨，热则不发达而蔓衍也。不痛灸至痛，深藏而必透之。痛灸至不痛，作恶而压伏之。此其大概也，至若疮疥瘰疬亦如此。治于未然，且兼有移动牵消之法，在相其经络部位，如在上而关系官窍者，可移使下。在下而关系隐曲者，可移使上。支节之间亦可挪改，隐微之候每可消除。神而明之，变而通之，存乎其心，为决度也。

如便毒在髀枢未甚，则灸下部而移之，将成则灸疮顶而压之，已有明验。又如乳痈腋疬，曾灸手部而散之。且如鼻痔瘜肉，灸通天而消之。皆有成效，举一以类推尔。

疮科之名不一，为毒多奇，分部作殃，因形别类。专门之家，尚难通晓。补之凉之用王道也，攻之劫之行伯术也。时其虚实而节制之。人有老幼，地有南北，致有久近，不可为典要也。

凡脉浮数而不发热，微迟而反热，洪数反振寒反恶寒，若有痛处必痈疽，皆属心火，心主血也。痈六腑阳气脉浮数，疽五脏阴气脉沉数。

五善，动息自停，神采精明，饮食知味，语声清朗，便利调匀，体气和平，脓溃肿消，水鲜不臭。

七恶，肩背强股重，肾脾损也。喘粗短气嗜卧，脾肺虚也。目上视不正，黑晦紧小上视，肝肾虚也。大渴发热泻或闭，邪火内燥也。不下食、呕、不知味，胃虚也。既溃而肿病尤恶，胃虚火盛也。声嘶逆呕昏愦寒气，内湿也。

发背穴：肩井、委中、阳辅，以蒜片灸之。

背疽胁痛：章门、丘虚。

背疽腰痛：昆仑、委中。须分经络远近部位用。

瘰疬，在颈为瘰，在颐至缺盆为疬。结核连续，坚而不溃，形如蛤，在胸侧则为马刀疮：肩井、天井、曲池、肘尖。

出于颊下及颊车者，以手足阳明经取之：合谷、足三里，各七壮以蒜片贴灸。

绕头起核曰蟠桃疬(蟠蛇)：天井、风池、肘尖、缺盆。

延及胸臆及腋下曰瓜藤疬：肩井、膻中、大陵、支沟、阳陵泉。

左耳根肿核惠袋疬：翳风、后溪、肘尖。

右耳根肿核蜂窠疬：翳风、颊车、后溪、合谷。

五瘿，一曰石瘿如石之硬，二曰气瘿如绵之软，三曰血瘿如赤脉细丝，四曰筋瘿乃无骨，五曰肉瘿如袋之状：扶突、天突、天窗、喉上、膻中、缺盆、俞府、膺俞、合谷。

口内生疮臭气不可近：人中、金津、玉液、合谷、承浆。

三焦热极舌上生疮：关冲、外关、金津、玉液、地仓。

五疥干湿虫脓砂：血海、大陵。

五癣湿顽风马牛：合谷、曲池、绝骨、膝眼、三里。

抱头蛇以绳将本头围平，褶自合谷度上肘，尽处灸之。

眼蜞灸脚眼外廉。

瘿瘤：浮白、臑会。

杨梅疮：……

天疱疮：风湿热也。

疔疮另有十三疔之名，各三十六个，则危，刺血为上，经曰白疔，发于鼻准黑、耳前青、目下黄、云根赤、口唇白。灸：合谷、曲池、肩井、三里。

大疯大拇指骨筋缝间，灸三壮，又云承浆灸三壮，委中刺出血，刺其肿处血出如墨，日日一刺，血色变红自愈。

灸穴：人中、肩俞、三节、五节。

蛇伤：灸伤处，仍以蒜片贴咬处。

虎伤：灸伤处七壮，仍以蜘蛛搥烂贴之。

蛊毒：两足小指尽处，各灸三壮，即有虫出。酒中随酒，肉中随肉，菜中随菜，随饮食而出。

足背生毒名发背：内庭、侠溪、行间、委中。

手背生毒名附筋发背：腋门、中渚、合谷、外关。

肝蕴湿而外束于寒邪，或形如瓜，或鸣如蛙。阳脉急为癞，阴脉急为疝。牢急者生，弱急者死。提其顶而灸足穴，使其气上升。

七疝：

水疝，囊肿，汗出如水晶，瘙痒出黄水，小腹按之作声，得于役使内过也。

筋疝，茎肿，或脓病，或缩，或痒，或振不收，或滑精随尿，得于房劳也。

血疝，尿如血，在小腹两旁，伤于暑湿劳气，当泄不泄而成。

气疝，上连腰，下阴囊，得之怒郁，小儿如病此，父强入房也，灸筑宾穴。

脉疝，伏如仰瓦，卧则小肠入，行则出，如狐夜伏昼出也。夜入不溺类气疝。

寒疝，囊寒冷硬如石，茎不举，控丸作痛，得于使内寒湿也。

溃疝，囊大，不痛，染湿气也。

膀胱气，小腹以手按作声，痛若发于寒月者，寒邪入膀胱也，发暑月者，暑入膀胱也。

小肠气，脐旁一梗上钓痛，有元气虚而受寒者，有阳明受湿传入太阳，恶寒发热。

毛际间痛者，肠中之气作声，或痛者，盘肠气也。

肾气，小腹下注，上奔心腹，急痛，丸一大者偏坠，丸而不痛者，肾气也。有怒而发者宜顺气，劳则发者肾虚也，久不愈宜攻宜补也。

归来(少腹发卵缩，茎中痛)、气冲(阴茎及两丸牵引痛)、不容(瘕疝大巨溃疝阴下纵)、水道(少腹满引，阴中痛)、商丘(狐疝上下小腹卧痛下行阴中)、冲门(阴疝难乳)、肝俞(小腹痛，寒疝)、中膂俞(寒疝)、肾俞、次髎(疝气下坠，腰脊痛)、金门、合阳。

肾：照海(率病)、筑宾(小儿胎疝)、阴谷(小腹急痛引阴)、涌泉（男如蛊，女如妊）、然谷（寒疝）、太溪（脐下绞痛寒疝）、交信（溃疝）、四满（瘕疝）。

胆：五枢（寒疝阴卵上入小腹痛）。

肝：大敦（卒疝）、行间（寒疝）、太冲（溃疝小儿卒病）、中封（寒疝）、中都、蠡沟、曲泉。

督：长强（寒疝）。

任：曲骨（溃疝）、中极（癥疝）、关元（瘕聚）、石门（小肠）、阴交（寒疝）、曲骨（溃疝）。